Die im Buch veröffentlichten Ratschläge wurden von den Verfassern sorgfältig erarbeitet und geprüft. Eine Garantie kann dennoch nicht übernommen werden, ebenso ist eine Haftung der Verfasser bzw. des Verlages und seiner Beauftragten für Personen-, Sach- und Vermögensschäden ausgeschlossen.

Bibliografische Information der Deutschen Bibliothek
Die Deutsche Bibliothek verzeichnet diese Publikation in der Deutschen Nationalbibliografie; detaillierte bibliografische Daten sind im Internet über http://dnb.ddb.de abrufbar.

Bildnachweis
Alle Bilder stammen von Susanne Kracke, München, mit Ausnahme von: Ifa Bilderteam, München: 17

in der Verlag Kreuz GmbH
Postfach 80 06 69, 70506 Stuttgart

www.urania-verlag.de

Lektorat: Dr. med. Christiane Lentz
Bildredaktion: Gabi Feld, Dr. Christiane Lentz
Umschlaggestaltung: Behrend & Buchholz, Hamburg
Umschlagbild: © Getty Images / Siri Stafford
Layout: Dr. Alex Klubertanz
Idee und Realisation: Medienprojekte München
Druck: Westermann Druck Zwickau
Printed in Germany

ISBN 978-3-332-01809-7

Inhalt

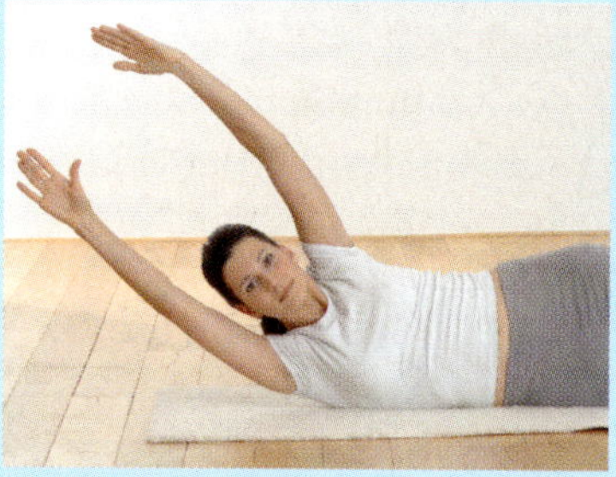

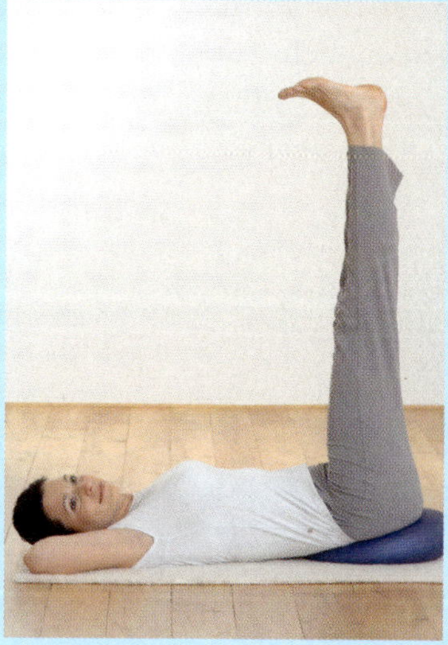

Das kleine **Wunder** für den **Rücken**

Mit den hier vorgestellten Übungen bekommen Sie ein Trainingsprogramm in die Hand, das Ihnen hilft, Ihren Rücken dauerhaft zu stärken.

Jeder zweite Mensch in der westlichen Welt leidet an wiederkehrenden Rückenschmerzen. Für all die Betroffenen gibt es keinen sehnlicheren Wunsch, als über einen starken Rücken zu verfügen, der alles aushält, was er tragen und ertragen muss.

Die Medizin hat für die meisten Rückenschmerzpatienten nicht den erwarteten Erfolg gebracht, moderne diagnostische Verfahren schon gar nicht, denn sie führen häufig in die Irre und lenken auf die falsche Bahn. Gelingt es aber, moderne Technologien perfekt einzusetzen und sie mit dem neuesten Wissen über Körperstrukturen, Funktionen und reflektorische Prozesse zu ergänzen, können wir ein ganz neues Verständnis für die Entstehung von Rückenschmerzen entwickeln.

Packen wir es an – nehmen wir den Stier bei den Hörnern!

Wir wollen Ihnen in diesem Buch leicht verständlich erklären, wie Rückenschmerzen am häufigsten entstehen. Sie werden viel Neues dabei erfahren und unser Konzept wird Ihnen sicherlich hilfreich sein, eigene Ursachenforschung zu betreiben. In den letzten fünf Jahren haben wir genau analysiert, wo es bei den meisten Rückenschmerzpatienten fehlt. Für die gefundenen Defizite entwickelten wir – der Trainingswissenschaftler Günther Hartung, der Physiotherapeut und Osteopath Harald Martin und der Schmerz- und Wirbelsäulenspezialist Dr. Johannes Weingart – für Sie ein Trainingsprogramm, das Sie begeistern wird. Einfach, klar und effektiv führt Sie unser Weg hin zu einem starken Rücken. Wir wünschen Ihnen viel Spaß und Ausdauer!

Günther Hartung, Harald Martin, Dr. Johannes Weingart

Unser Rücken ist eine wichtige Stütze, nicht nur für den Körper, sondern auch für die Organe und die Psyche.

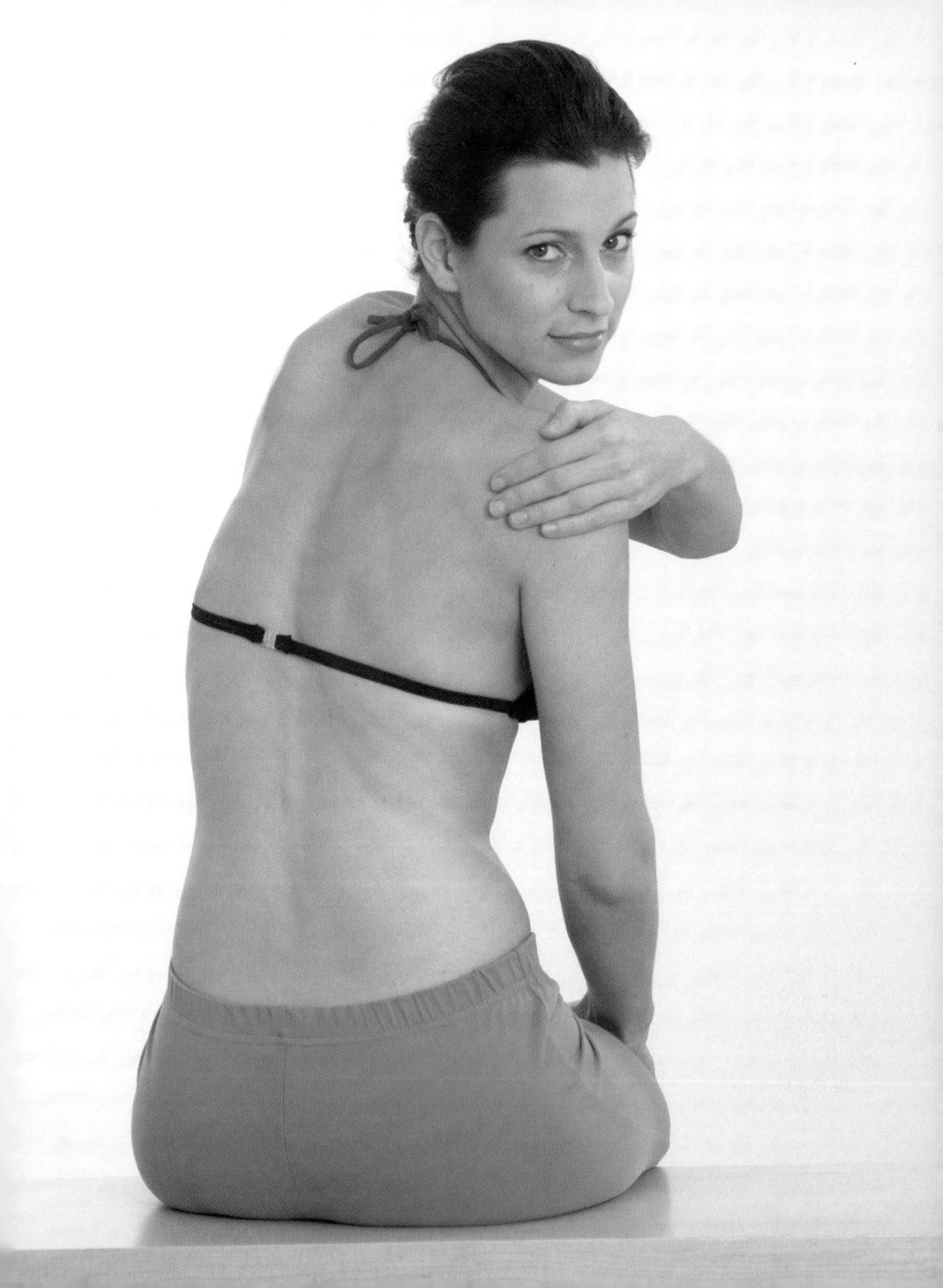

Wie **Rückenschmerz** entstehen kann

▶ *Rückenprobleme leichter erkennen*

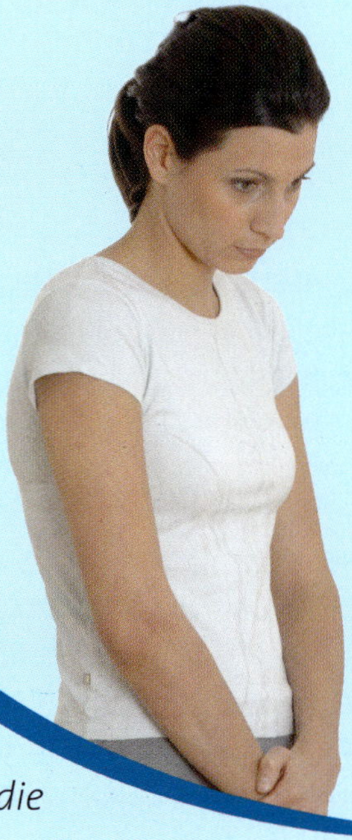

Vier von fünf Erwachsenen leiden hierzulande immer wieder unter mehr oder weniger heftigen Rückenschmerzen. Die Ursachen für die Beschwerden sind vielfältig: Sie können unter anderem durch Abnutzungserscheinungen, Verletzungen, rheumatische Erkrankungen, Infektionen, aber auch durch seelische Belastungen entstehen.

Rückenprobleme leichter erkennen

Vergegenwärtigen Sie sich die Bettenlänge der Bewohner einer mittelalterlichen Burg und Sie werden feststellen, dass sich an der Länge der Menschen im Lauf der Jahrhunderte wirklich etwas verändert hat.

Angefangen hat die ganze Misere mit den Rückenproblemen eigentlich vor vielen 10 000 Jahren, als der Mensch seinen aufrechten Gang entwickelte. An den »neuen« statischen Belastungen arbeitet die Evolution immer noch. Im Moment kommt zu diesem noch nicht abgeschlossenen Entwicklungsprozess ein völlig neues Problem hinzu: Die junge Generation »schießt« in die Höhe. Am auffälligsten ist das bei Basketballspielern zu sehen: Deren Durchschnittslänge nimmt ständig zu. Das fast sprunghaft ansteigende Längenwachstum verstärkt die Belastungen des Rückens noch ganz erheblich. Je schneller wir uns in die Höhe entwickeln, desto höher sind die Anforderungen an das stabilisierende System der Wirbelsäule. Die Probleme treten besonders dann auf, wenn dem Wirbelsäulensystem koordinative Leistungen abverlangt werden. Dies ist bei Kombinationsbewegungen der Fall, wie beim Vornüberbeugen mit Seitneigung und gleichzeitiger Oberkörperdrehung. Werden solche Bewegungsabläufe nicht häufig trainiert, kann es dabei zu Funktionsstörungen (auch Blockierungen genannt) kommen, die oft mit Schmerzen einhergehen.

Ursache Degeneration

Die Menschen in der westlichen Welt werden tendenziell immer älter. Für unseren Bewegungsapparat hat dies Folgen. Er muss die Alltagsbelastungen länger aushalten. Dafür wird er aber nicht ständig trainiert und schafft dies deshalb in den meisten Fällen nicht ohne schwer wiegende Abnutzungen in Gelenken, Sehnen und Bändern. Die Folgen sind Abnahme der Gelenkbeweglichkeit, Steifheit, Verspannungen

Wirbelsäulenverkrümmung

▶ Der aufrechte Gang hat noch viele weitere Probleme verursacht. Eines ist die Skoliose, die Seitabweichung der Wirbelsäule.

▶ Sie ist auf sehr verschiedene Ursachen zurückzuführen, aber bei den meisten Patienten nicht genau definierbar. Man spricht dann in der Medizin von einer idiopathischen Skoliose (»Wirbelsäulenverkrümmung ohne erkennbare Ursache«).

und schließlich Schmerzen unter Belastung oder Dauerschmerzen. Die Diagnose heißt dann Arthrose. Bis der Patient den Arthroseschmerz spürt, sind aber schon eine Menge degenerativer Prozesse abgelaufen.

Das Phänomen der Stufe III tritt bei allen Gelenken in unterschiedlicher Weise und mit verschiedenen Folgen auf. Besonders häufig kommt es bei den kleinen Wirbelkörpergelenken von Hals- und Lendenwirbelsäule vor, den Zonen der Wirbelsäule, die sehr viel bewegt und strapaziert werden.

Drei Stufen der Degeneration

Die Degeneration stellt einen meist langsam ablaufenden Prozess dar, den man in drei Stufen einteilen kann.

▶ **Stufe I:** Der Gelenkknorpel verliert an Elastizität und Wassergehalt, seine Dicke nimmt ab. Die häufigsten Ursachen dafür sind Bewegungsarmut, Übergewicht, Verletzungen, falsche Ernährung, Infektionen im Körper oder im Gelenk.

▶ **Stufe II:** Bänder und Sehnen, die die Gelenke zusammenhalten, werden durch den Knorpelschwund lax und das Gelenk instabil. Die Gelenkpartner haben mehr Spielraum. Ein instabiles Gelenk nutzt sich schneller ab, da es keine gute Führung mehr hat. Es wackelt bei Bewegung und Belastung, weil Bänder und Kapselapparat ausgeleiert sind.

▶ **Stufe III:** Die Instabilität löst im und um das Gelenk ein Selbsterhaltungsprogramm aus. Der »Wackel«-Reiz auf die Gelenkkapselstrukturen leitet Prozesse ein, die das Gelenk wieder zurück zu mehr Stabilität führen, indem sich knöcherne Anbauten und Überbauungen bilden, die schließlich eine Bewegungseinschränkung verursachen.

Auch die Bandscheiben betroffen

Die Bandscheibe besitzt nahezu keine Nerven. Der Spruch »Mir tun meine Bandscheiben weh«, ist deshalb falsch.

Die stufenweise Degeneration erfasst auch die Bandscheiben. Sie verlieren mit den Jahren an Elastizität, zusätzlich nimmt ihr Wassergehalt ab. Weniger Flüssigkeit in der Bandscheibe führt zu ihrer Höhenminderung. Dadurch haben zwei benachbarte Wirbelkörper mehr Spielraum und verlieren an Stabilität. Sofort versucht der Körper die Stabilität zurückzugewinnen: Er baut Randwulste an den Wirbelkörpern (Spondylose). Der Preis ist eine Verschlechterung der Bewegungsfähigkeit, was auch mit Schmerzen einhergehen kann.

Die nächste und gefährlichere Stufe der Degeneration an der Wirbelsäule ist die Entwicklung von Stenosen – Engstellen, an denen Nerven aus der Wirbelsäule heraustreten. Sind die Stenosen so groß, dass der Nerv nicht mehr genügend Platz hat, entwickelt sich ein schmerzhafter Reizzustand. Danach entsteht durch den Reiz ein entzündliches Ödem, das zu einer Schwellung führt. Dadurch wird der Platz noch enger, der Schmerz wird noch stärker – ein Teufelskreis, der sogar durch »Abdrücken« des Nerves zu einer Lähmung führen kann.

Die Bandscheibe ist ein wichtiger Stoßdämpfer zwischen zwei Wirbeln.

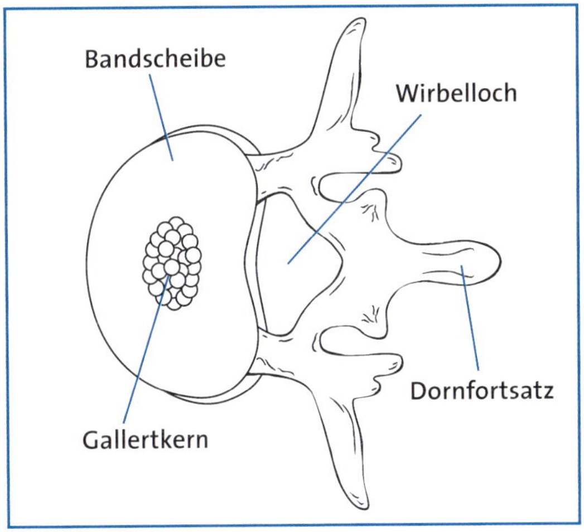

Bandscheibenvorfall

Bei einer degenerierten Bandscheibe, bei einer Überbeanspruchung oder einer plötzlichen Bewegung mit hohen Scherkräften (wie dem Ausrutschen auf Glatteis) kann sich bei Vorschädigung ein Bandscheibenvorfall entwickeln. Dabei dringt die innere gallertartige Flüssigkeit aus der Bandscheibe in den Wirbelkanal und kann dabei den Nerv reizen, wodurch es dann zu Schmerzen bis hin zur Lähmung kommen kann.

Sehnen und Bänder degenerieren ebenfalls

Selten wird von der Degeneration der Sehnen und Bänder gesprochen. Dennoch ist sie einer der häufigsten Gründe für Rückenschmerzen. Sehnen haben die Aufgabe, Muskeln mit Knochen zu verbinden. Sehnen sind die »Taue«, mit denen die Knochen bewegt werden, die Muskeln die Motoren. Die Bänder verbinden Knochen direkt miteinander. Verlieren nun Sehnen und Bänder mit zunehmendem Alter an Reißfestigkeit, Haltefunktion und Elastizität, hat dies natürlich negative Auswirkungen auf das jeweilige Gelenksystem. In vielen Fällen startet durch die Degeneration der Sehnen und Bänder auch der dreistufige Degenerationsprozess an den Wirbeln und Bandscheiben.

Ein zunehmend häufigeres und schwer wiegendes Rückenschmerzproblem entsteht durch das Wirbelgleiten (Spondylolisthesis). Dabei gleitet ein Wirbelkörper über dem anderen nach vorne oder hinten. Gefährlich wird dies, wenn dabei ein Nerv eingeklemmt wird. Die ersten Zeichen sind Schmerzen bei längerem Stehen oder Sitzen.

Osteoporose

Die Osteoporose – die Abnahme des Mineralgehalts der Knochen – entwickelt sich zur Volkskrankheit. Sie kann mit massiven Schmerzen einhergehen und das gesamte Wirbelsäulengefüge, aber auch alle anderen Knochen erfassen. Typisch an dieser Krankheit ist, dass sie sehr schleichend beginnt. Erst wenn massive Gefügestörungen eintreten – Zusammensintern (langsames In-sich-Zusammenbrechen) von Wirbelkörpern, spontane Brüche –, kann es zu massiven Belastungs- oder Dauerschmerzen kommen.

Ursache Verletzungen

Verletzungen an der Wirbelsäule nehmen zu. Das hängt nicht zuletzt mit der zunehmenden Verkehrsdichte und den immer extremer werdenden Sportarten zusammen. Es ist nicht in jedem Fall einfach, eine Verletzung mit absoluter Sicherheit nachzuweisen, was fatale Folgen für den Patienten haben kann.

Beschleunigungsverletzungen (»Schleudertrauma«) nehmen an Häufigkeit und Intensität zu. Zwei Dinge werden dabei zum diagnostischen Problem: die Weichteilverletzung (ideale Untersuchungsmetho-

de: Kernspintomogramm) und die knöcherne Verletzung (ideale Untersuchungsmethode: Computertomogramm). Aber bei wem wird schon beides durchgeführt?

Viel häufiger sind aber die Verletzungen durch falsches Training oder durch Überlastung im Training. Schaden nehmen dadurch vor allem Gelenke, Sehnen und Muskeln. Grundsätzliche Fehler werden durch zu hohe Intensität, zu hohe Gewichte und einen zu einseitigen Trainingsaufbau (häufiges Training der Rückenstrecker und seltenes Training der Bauchmuskeln, zu viel Krafttraining, zu wenig Koordinationsschulung) gemacht.

Wer beim Sport zu schnell zu viel erreichen will, wird für diesen falschen Ehrgeiz häufig mit Rückenschmerzen bestraft.

Ursache chronische Infekte

Dass sich chronische Infekte über den ganzen Körper ausbreiten und damit auch die Wirbelsäule betreffen können, daran wird zu selten gedacht – insbesondere bei chronischen Rückenleiden.

Das Problem ist dabei, dass man den Keim zu selten im Blut und noch seltener direkt am Schmerzgeschehen nachweisen kann. Bei bakteriellen Infekten gelingt das zwar hin und wieder, bei Viren ist der Nachweis allerdings noch schwieriger, leider auch kostspieliger und wird deshalb zu wenig genutzt.

Was die Wirbelsäule zusätzlich schädigt

Degenerative Prozesse an der Wirbelsäule werden durch unsere moderne Lebensweise beschleunigt:

- einseitige Arbeitsbelastung (ständiges Sitzen in falscher Haltung), Vibrationsbelastung (lange Autofahrten auf schlechten Straßen), Bewegungsarmut (zu geringes Training des Bewegungsapparats mit der Folge, dass Muskeln, Sehnen und Bänder verkümmern), falsches Training (übertriebenes Training bei bis dahin ungeübtem Zustand).

Nach unseren Erfahrungen beherbergt der Magen-Darm-Trakt ein sehr großes Reservoir von krank machenden Keimen. Sicher hat jeder schon einmal die rasante Schwächung durch einen Brechdurchfall erlebt. Und der eine oder andere hat dabei ein Aufflackern der schon fast vergessenen Rückenschmerzen wahrgenommen. Möglicherweise hat dabei ein Keim an der schwachen Wirbelsäulenstelle »angeklopft« und Einlass erhalten. Solch eine Situation kann der Beginn für ein chronisches Schmerzleiden werden.

Morbus Crohn und Colitis ulcerosa sind chronisch-entzündliche Magen-Darm-Erkrankungen. Sie gehen häufig mit Entzündungsprozessen an der Wirbelsäule einher, aber auch an den Extremitätengelenken. Ähnliche Entzündungen können sich nach großen Bauchoperationen entwickeln.

Ursache rheumatische Erkrankungen

Für viele Menschen ist Rückenschmerz – insbesondere wenn er noch mit Wetterfühligkeit einhergeht – gleichbedeutend mit Rheuma. Genau genommen hat dies aber mit Rheuma überhaupt nichts zu tun. Deshalb sollte sich auch niemand wirklich beunruhigen, bevor nicht die komplette medizinische Rheumadiagnostik durchgeführt wurde.

Mediziner definieren Rheuma nämlich sehr genau und sprechen nur dann von rheumatischen Erkrankungen, wenn bestimmte klinische Zeichen und Blutwerte positiv sind.

Die klinischen Zeichen sind: Morgensteifigkeit länger als eine Stunde, Gelenkschwellung an mindestens drei Gelenken an Armen und Beinen, symmetrischer Befall von Gelenken der Hände und Füße, Rheumaknoten sowie typische Veränderungen im Röntgenbild. Erst wenn diese Kriterien erfüllt sind, sollte rasch eine konsequente Anti-Rheuma-Therapie begonnen werden.

Ursache krankes Bindegewebe

Krankes Bindegewebe – was hat das mit Rückenproblemen zu tun? Den wenigsten ist klar, dass das Bindegewebe ein eigenständiges Organ darstellt, genauso wie Herz, Niere oder Leber. Es ist sogar schwerer als die meisten unserer Organe, im Durchschnitt immerhin etwa zwölf Kilogramm. Seine Besonderheit besteht darin, dass es den gan-

zen Körper durchzieht und alle Strukturen miteinander verbindet. Daraus haben sich seine drei wichtigsten Aufgaben entwickelt. Das Bindegewebe gestaltet maßgeblich:

- die Versorgung der Körperzellen mit lebenswichtigen Nährstoffen. Denn die einzelne Körperzelle ist nicht direkt an das versorgende Blutgefäß (Arterie) »angeschlossen«, sondern bezieht alle Nährstoffe aus dem Bindegewebe.
- den Abtransport von Abfallprodukten des Zellstoffwechsels. Auch die Zelle ist nicht direkt mit dem »Abwassersystem« Vene oder Lymphgefäß verbunden, sondern muss ihren Stoffwechselabfall an das Bindegewebe abgeben. Diesen Bereich nennt man interstitielle Flüssigkeit, was so viel heißt wie Flüssigkeitsbereich zwischen den Zellen. Dieser Bereich wird dem Bindegewebe zugerechnet.
- die perfekte Kommunikation durch Botenstoffe in unserem Körper. »Botenstoffe« ist der Überbegriff für Informationsstoffe. Im Wesentlichen handelt es sich um Hormone und elektrochemische Signale, aber auch um elektrische und magnetische Schwingungen. Das Medium, in dem all diese unterschiedlichen Funktionen ablaufen, ist das Bindegewebe. Und damit ist es ein wesentlicher Bestandteil unseres Körperkommunikationssystems.

Ungesunde Ernährung und zu geringe Flüssigkeitsaufnahme sind zwei Faktoren, die den Abtransport von Schlacken und Giftstoffen aus dem Bindegewebe erschweren.

Wenn die »Müllabführ« streikt

Man kann sich nun leicht ausmalen, dass es bei diesen vielen Aufgaben des Bindegewebes auch zu ganz verschiedenen Störungen kommen kann. Stellen Sie sich vor, wie schnell es in unseren Straßen unerträglich stinken würde, wenn die Müllabfuhr über eine längere Zeit streikte. Nicht anders läuft es in unserem Körper ab. Jede Art von Lymphstau oder lokaler Durchblutungsstörung vermindert die Funktion des Bindegewebes und damit die Versorgungs-, Entsorgungs- und Informationssituation in diesem Gebiet des Körpers. Oft ist dann Schmerz die Folge.

Ursache Seele und Geist

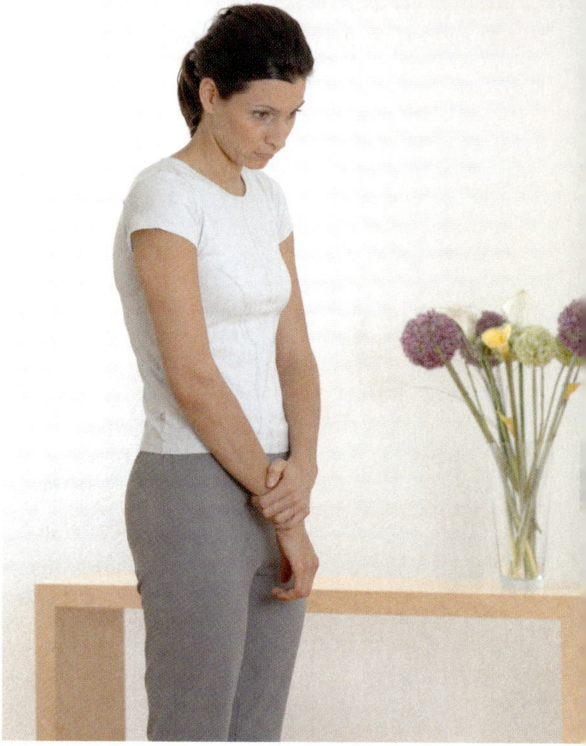

Seelische Probleme, Stress, Angst und Kummer beugen uns, verändern unsere Haltung – aber nicht nur die innere, auch die der Wirbelsäule. Menschen mit Sorgen kommen »geknickt« daher, sind verspannt, verkrampft, können die Last, die auf ihnen liegt, nicht mehr tragen. Sie geben auf, meiden oft ihre Freunde, reduzieren soziale Kontakte, vereinsamen, was die Sorgen um die eigene Zukunft noch mehr verstärkt.

Ein Teufelskreis, der durch Medikamente ansatzweise therapiert werden kann, meist aber nicht gelöst wird. All das führt zu depressiven Verstimmungen, die bei nahezu allen Menschen mit zunehmendem Bewegungsmangel einhergehen. Die Folgen kennen wir: Das »System« Mensch wird in all seinen Funktionen heruntergefahren. Durch die Verspannungen und Schonhaltungen stellen sich Schmerzen ein. Der Teufelskreis wird zur Spirale, die zu immer größeren Problemen führt.

Die innere Stimmung spiegelt sich auch außen in unserer Haltung wider.

Ursache Tumore

Glücklicherweise sind Tumore an der Wirbelsäule und im Rückenmark selten. Aber sie kommen vor. Wenn plötzlich auftretender Schmerz auf klassische Therapien nicht sofort anspricht, müssen Patient und Arzt immer auch an einen Tumor oder Metastasen (Tochtergeschwülste) denken. Gehen die Schmerzen mit Fieber und Gewichtsverlust einher, sollte immer rasch ein Röntgenbild angefertigt und gegebenenfalls ein Kernspintomogramm oder eine Szintigrafie durchgeführt werden. Was genau zu tun ist, besprechen Sie mit Ihrem betreuenden Arzt.

Der Rücken gerät **»aus der Balance«**

- *»Out of balance« – aber wo?*
- *»Out of balance« auf der Strukturebene*
- *»Out of balance« auf der Funktionsebene*
- *»Out of balance« auf der Reflexebene*

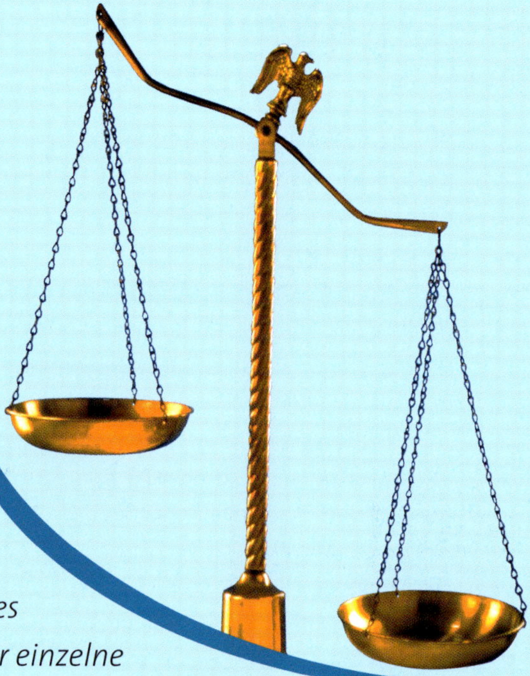

Wenn der Rücken weh tut, ist sein gesamtes Gefüge irgendwie aus dem Gleichgewicht gekommen. Dies betrifft aber nicht nur einzelne Strukturen, wie Wirbel, Bandscheiben, Muskeln oder Gelenke, es können auch Funktionsstörungen vorliegen oder es kommt durch geschwächte Organe zu einer Beeinträchtigung des Rückens.

»Out of balance« – aber wo?

Damit der Körper reibungslos funktionieren kann, müssen alle seine Teile optimal aufeinander abgestimmt sein. Wenn nicht, gerät der Körper »aus der Balance«.

Der menschliche Körper ist ein faszinierendes, aber auch sehr komplexes System, das alles unternimmt, um alle Lebensfunktionen des Körpers immer in Gang zu halten (Überlebensstrategie), und das ständig daran arbeitet, alle Systeme in eine optimale Balance zu bringen und in diesem Zustand zu verweilen. Das gilt ganz besonders für die Balance zwischen Versorgung mit Nährstoffen und Entsorgung von Abfallstoffen, für die Optimierung des Verhältnisses Sauerstoff zu Kohlendioxid sowie für das Säure-Basen-Gleichgewicht.

Das ständige Bemühen, eine Balance im Körper herzustellen, ist ein wichtiges inneres Programm, denn wenn sich alle Vorgänge im Körper im Gleichgewicht befinden, können sie spielerisch und ohne großen Aufwand ablaufen. Das verlangt jedoch ein permanentes Abstimmen der Strukturen und Funktionen, aber auch der reflektorischen Abläufe auf die sich ständig ändernden Umweltbedingungen und die eigenen individuellen Bedingungen im Körper.

»Out of balance« durch Störungen von außen

Jeder von uns hat sich schon einmal in den Finger geschnitten oder ist vom Rad gestürzt und hat sich dabei eine Wunde zugezogen. Ist die Wunde verschmutzt, startet der Körper mit ersten Abwehrreaktionen. Gewinnen die Antikörper den Kampf gegen eingedrungene Bakterien oder Viren, bleibt die Balance erhalten. Dann infiziert sich die Wunde auch nicht und heilt ab. Sind die eigenen Abwehrkräfte zu schwach, geht die Balance zugunsten der eingedrungenen Keime verloren und es kann zur »Blutvergiftung« (Sepsis) kommen.

Wie kann der Rücken »out of balance« geraten?

Es ist schnell passiert: Bei einer Bewegung, zum Beispiel beim Heben einer Kiste aus dem Auto, setzt plötzlich ein Schmerz tief im Rücken ein. Was ist los? Eines ist sicher: Das Rückensystem ist nicht mehr in Balance. Handelt es sich um eine Bandscheibe, eine Blockierung, einen Muskelfaserriss? Wahrscheinlich wird man die wahre Ursache nicht selbst herausfinden. Es beginnt die Suche nach der Stecknadel im Heuhaufen – eine Arbeit für den Spezialisten. Glücklicherweise gilt auch in der Medizin: Das Häufige ist häufig, das Seltene selten.

Im Durchschnitt fehlt jeder Deutsche einen Tag pro Jahr wegen Rückenschmerzen am Arbeitsplatz. Die Rückenprobleme kosten die Volkswirtschaft pro Jahr mindestens 30 Milliarden Euro.

Aus unserer Praxis

In unserer Ambulanz sehen wir täglich viele Menschen mit akut aufgetretenen oder schon chronischen Rückenschmerzen. Für diese Probleme haben wir ein klares Konzept entwickelt, das es uns meist ermöglicht, das Problem genau zu diagnostizieren. Wir konnten dieses Konzept so klar strukturieren, dass Sie in vielen Fällen bei genauer Beobachtung selbst in der Lage sind, die »Nadel« zu finden. Das hat den Vorteil, dass diesbezügliche Sorgen überflüssig werden. Ein nicht zu unterschätzender Vorteil, da ja Sorgen Verspannungen verstärken.

Wir haben die Herausforderung angenommen, dass 90 Prozent aller Rückenschmerzen keine klare Diagnose haben. Am stärksten forderten uns dabei die Profi-Hochleistungssportler mit ihren Rückenproblemen. Nach den Untersuchungen kam immer die gleiche Frage: »Was habe ich?« Wehe, wir konnten nicht genau sagen, wo das Problem seinen Ursprung hat, welches Funktionssystem gestört ist oder wo die Balance verloren ging. Der Druck durch die Sportler war hilfreich. Sie lehrten uns, dass Rückenprobleme ihren Ursprung haben

- in irgendeiner Störung der Struktur des Rückens;
- in einer Funktionsstörung;
- in einer reflektorischen Störung;
- am häufigsten in einer Kombination aus allen dreien.

»Out of balance« auf der **Strukturebene**

Die Wirbelsäule stellt ein hochkomplexes und sensibles System dar, das sehr störanfällig ist.

Mediziner streiten sich schon seit langem. Was ist wichtiger: die Struktur oder die Funktion? Natürlich die Struktur, sagen die einen. Denn nichts kann funktionieren, wenn die Strukturen nicht perfekt gebaut sind, wie Wirbelkörper, Rippen, Wirbelkörpergelenke, Bandscheiben, Nervenstränge, Bänder, Muskeln und Gefäße. Das ist absolut richtig. Aber haben Sie jemals ein Auto allein nach Strukturkriterien wie Lack, Sitze, Lenkrad, Schalthebel, Armaturenbrett usw. gekauft? Da ist auch die Funktion wichtig. Dennoch wollen wir zuerst sehen, welche Störungen auf der Strukturebene vorkommen, die unser System Rücken aus der Balance bringen können.

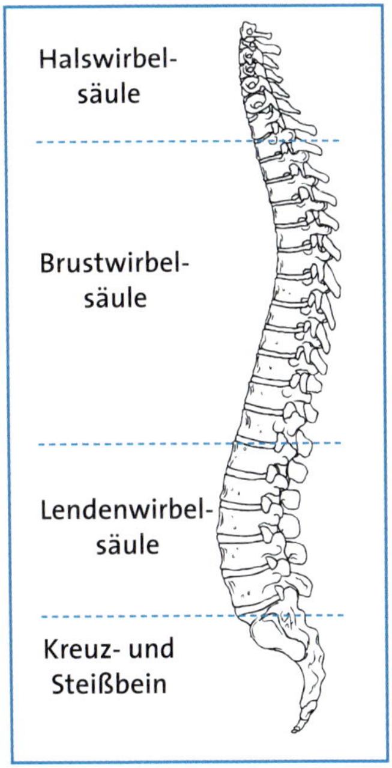

Die Wirbelkörper

Die innere Säule, die uns Halt, Haltung und Würde verleiht, ist die Wirbelsäule. Sie besteht aus sieben Hals-, zwölf Brust- und fünf Lendenwirbeln. Zusätzlich haben wir noch jeweils zehn Rippen mit einem sehr engen Kontakt zu je vier Brustwirbeln. Unten an den Lendenwirbelkörpern schließt das sehr wichtige Kreuzbein an, das mit dem linken und rechten Darmbein ein festes Gelenk bildet. Die beiden Darmbeine bilden die knöcherne Beckenstruktur und haben am Schambein wieder über ein Gelenk Kontakt.

Die Wirbelkörper können sich durch Altern (Degeneration), Mineralverlust (Osteoporose), Verletzungen, Entzündungen und Tumore in ihrer Form verändern und dadurch

die Strukturebene beeinflussen. Das gesamte Wirbelsäulensystem ändert sich dann. Das hat Folgen nicht nur für die Muskeln, sogar die Atemtiefe kann sich wegen der geänderten Haltung vermindern. Und schon hat sich ein Problem entwickelt, das den gesamten Menschen betrifft.

Das stärkt diese Strukturebene: Übung 1 und 2 (Seite 46 ff. und 55 ff.).

Die Wirbelkörpergelenke (Facettengelenke)

Wirbelkörpergelenke sind dafür zuständig, dass wir die Wirbelsäule gut bewegen können, aber auch nicht zu viel. Sie beschränken die Wirbelsäulenbewegung nach vorne und hinten sowie in Rotation und Seitneigung. Es sind kleine Gelenke, die jeweils den unteren und oberen Wirbelkörper miteinander verbinden, und sie werden ein Leben lang stark strapaziert – bei jeder Bewegung, beim Tragen von Lasten, beim Bücken. Die häufigsten Ursachen für Beschwerden der Facettengelenke sind

- Fehlhaltung (falsches Sitzen im Auto oder Büro);
- Blockierung (Verkantung der Wirbelkörpergelenke durch falsche Bewegung, plötzliche ungewohnte Belastung);
- Instabilität zwischen zwei Wirbelkörpern (vermehrte Beweglichkeit, zum Beispiel durch Verschmälerung der Bandscheibe);
- Randzackenbildung bei besonders belasteten Facettengelenken oder solchen mit großer Instabilität (durch die Randzacken versucht die Natur das System zu stabilisieren);
- mangelndes Training (Erschlaffung der Muskeln);
- psychische Belastung (erhöhter Druck durch Muskelanspannung);
- Bingegewebsübersäuerung (langsame Regeneration der Gelenke).

Das stärkt diese Strukturebene: Übung 1 und 2 (Seite 46 ff. und Seite 55 ff.).

Facettengelenke können Schmerzbilder verursachen, die für Laien nur schwer von Bandscheibenleiden zu unterscheiden sind. Schmerzausstrahlung in Arme, Schultern, Gesäß bis in die Beine sind genauso möglich wie lokaler heftiger Schmerz. Oft entwickeln sich Blockierungen, die zu Bewegungseinschränkung oder schiefer Haltung führen.

Die Bandscheiben

Das stärkt diese Strukturebene: Übung 1 und 2 (Seite 46 ff. und Seite 55 ff.).

Sie wirken als Stoßdämpfer, als elastische Federung für unsere Wirbelsäule. Im Laufe des Lebens verändert sich ihre Struktur: Die Elastizität nimmt ab. Sie werden schmaler und rigider, weil sich ihr Wassergehalt veringert (siehe Seite 10).

Extreme Belastungen (Vornüberbeugen mit Rotation des Oberkörpers), langjährige Bewegungsarmut, aber auch ständiges Übergewicht schaden den Bandscheiben und verschlechtern ihre Struktur. Beim gefürchteten Bandscheibenvorfall tritt aus dem Zentrum die gallertartige Flüssigkeit aus und kann im Rückenmark den Nerv bedrängen. Schmerz ist oft die Folge und kann auch zur Lähmung führen. Wenn diese ausgeprägt ist, müssen Sie sofort einen Experten aufsuchen.

Die Nerven

Man muss zwei unterschiedliche Nervenstrukturen beachten:

- Nerven, die im Rückenmark verlaufen und an bestimmten Austrittsstellen die Wirbelsäule verlassen;
- Nerven, die in Muskeln, Gelenken und Bändern unseren Bewegungsapparat überwachen, damit er in der Balance bleibt.

Das stärkt diese Strukturebene: Übung 1 und 5 (Seite 46 ff. und Seite 73 ff.).

Die Nervenstruktur kann nachhaltig durch einen Bandscheibenvorfall, der die Rückenmarksnerven einengt, geschädigt werden. Die zweite Möglichkeit, dass Nervenstrukturen irritiert werden, ist weitaus häufiger: Nerven in Muskeln und Bändern werden gereizt und melden Schmerzen. Sie produzieren sogar Schmerzausstrahlungen in Arme oder Beine – einem Bandscheibenvorfall zum Verwechseln ähnlich.

Entzündungen, Blockierungen, Muskel- oder Bänderschwäche und letztlich auch ein Bandscheibenvorfall können dazu führen, dass in jeder dieser Strukturen die Nerven gereizt werden und sie deshalb Schmerzreize aussenden. Meist kommt es dann zu einem Ungleichgewicht der Muskeln und der Bänder. Die Folgen: eine schiefe oder zumindest nicht mehr ganz symmetrische Haltung.

Die Bänder

Die Bänder geben dem Rücken Halt. Sie sind die wahren Haltetaue, die unsere Wirbelsäule im Lot halten. Es wird von ihnen Elastizität, Reiß- und Zugfestigkeit verlangt. Weist ihre Struktur eine Störung auf, hat dies Folgen für das gesamte Rückensystem.

Das stärkt diese Strukturebene: Übung 3 und 5 (Seite 61 ff. und Seite 73 ff.).

Störungen auf der Bänderstrukturebene können durch Unfälle (Schleudertrauma mit Verletzung der Bänder), Ungleichgewichte der Bänder (permanente Fehlhaltung oder einseitiges Training) entstehen. Außerdem gibt es auch angeborene Bänderschwächen. Allen gemeinsam ist, dass sie sehr schwer zu diagnostizieren sind. Nur in Einzelfällen lässt sich dies durch eine Kernspintomografie erkennen.

Die Muskeln

Die Aufgabe der Muskeln ist es, Bewegungen auszuführen, uns von A nach B zu transportieren und Arbeiten des Alltags zu verrichten. Dies fängt mit A wie Aufstehen an und hört abends mit Z wie Zähneputzen auf. Aber selbst wenn wir schlafen, haben die Herz- und Atemmuskeln keine Pause.

Das stärkt diese Strukturebene: Übung 1, 4 und 5 (Seite 46 ff., 68 ff. und 73 ff.).

Dass Muskeln, die ständig zusammenarbeiten müssen, nicht mehr im Kräftegleichgewicht sind, ist eine der häufigsten Ursachen für Rückenschmerz. Am häufigsten ist das Missverhältnis von bauchseitigen zu rückenseitigen Muskeln. Bei 90 Prozent der Rückenschmerzpatienten sind die Bauchmuskeln zu schwach und deshalb nicht mehr in der Lage, die Wirbelsäule bauchwärts zu stabilisieren.

Die Folgen: Die Struktur der Rückenmuskeln ändert sich, weil sie versuchen müssen, die Schwäche der Bauchmuskeln auszugleichen. Die Rückenmuskeln werden durch die Belastung härter und kürzer. Sie ziehen dadurch den Rücken noch weiter in eine Fehlposition – meist ins Hohlkreuz. Die hintere Struktur der Bandscheiben und der Wirbelkörper werden so mehr belastet.

Tipp

Wenn das Ligamentum flavum (ein elastisches gelbes Band, das zwei Wirbel verbindet) verdickt ist, kann man von einem Ungleichgewicht der Bänder ausgehen, meist sogar von einer schon länger bestehenden Instabilität. Fragen Sie daher bei einer Kernspinaufnahme nach diesem Band.

Die Gefäße

Das stärkt diese Strukturebene: Übung 3 und 5 (Seite 61 ff. und Seite 73 ff.).

Wir altern und unsere Gefäße in gleichem Maß. Arterien werden enger, verkalken, Venen und Lymphgefäße können sich erweitern und verlieren an Elastizität, der Abtransport von Blut und Lymphe verlangsamt sich. Die Klappen in den Venen und Lymphgefäßen schließen nicht mehr komplett. Die Folgen haben Knochen und Muskeln zu tragen. Sie werden nicht mehr optimal versorgt, die Regeneration verlangsamt sich, weil die Stoffwechselabfallprodukte nicht mehr rasch entsorgt werden können. Und davon altern wir schneller.

Wenn wir die Gefäße schädigen, zum Beispiel durch Rauchen, den Verzehr von zu viel tierischem Fett (zu hohes Cholesterin), zu hohe Schwankungen des Blutzuckerspiegels, können sich die Gefäßstrukturen so ändern, dass sie ihre Versorgungsaufgaben nicht mehr erfüllen. Schmerz kann das Resultat sein – schon bei geringster Belastung. Aber nicht nur verkalkte Arterien können Rückenschmerzen verursachen, auch Venen und Lymphgefäße. Meist zeigt sich dies in Schwellung, Überwärmung und Änderung der Hautfarbe über dem Gefäß.

»Out of balance« auf der **Funktionsebene**

Nach der Struktur- wenden wir uns nun der Funktionsebene zu. In unserem Autobeispiel heißt dies: Will man mit dem Auto fahren, ist die Motorfunktion wichtiger als die Schönheit des Lacks oder der Felgen. Bezogen auf den Rücken, hat es ein amerikanischer Kinesiologe auf den Punkt gebracht. Er meinte, wenn Knochen und Muskeln kämpfen, gewinnen nie die Knochen. Das heißt für den Rücken, dass alle Strukturen, die zugleich Einfluss auf eine Funktion des Rückens haben,

das gesamte System auch dynamisch stören können. Sie kennen den Spruch: Wo gearbeitet wird, werden Fehler gemacht. Das ist das Problem, denn beim Rücken bewegt sich fast ständig etwas, selbst im Schlaf. Deshalb zeigen wir Ihnen nun, welche Funktionsstörungen den Rücken schwächen oder gar Schmerzen auslösen können.

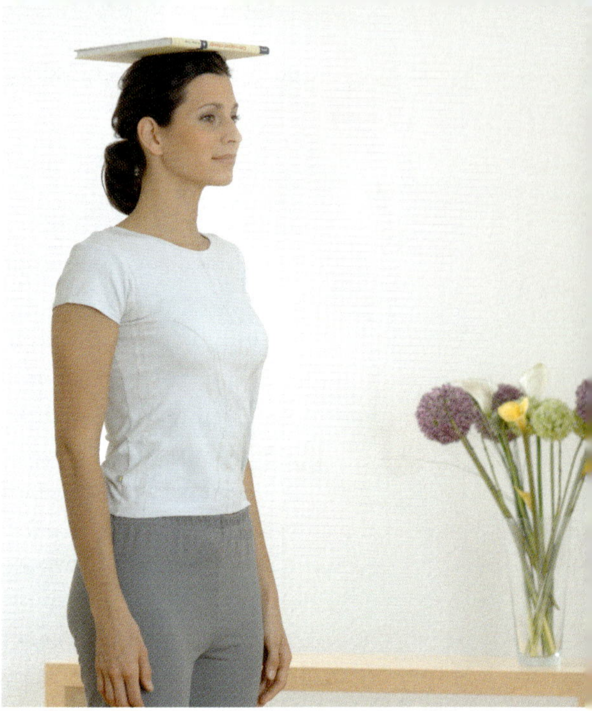

Ein Buch auf dem Kopf beim Gehen zu balancieren erfordert eine gute Koordinationsfähigkeit. Und die sollte möglichst oft trainiert werden.

Untrainiertes verkümmert

Sie werden sich nicht mehr erinnern, wie häufig Sie hinfallen mussten, bis es mit dem Laufen endlich geklappt hat. Laufenlernen heißt: einmal mehr aufstehen als hinfallen. Bis ein Kind diese koordinative Leistung erlernt hat, sind Tausende Übungen nötig.

▶ Wie oft trainieren Sie bewusst Ihre koordinativen Leistungen? Vermutlich fast gar nicht. Durch das monotone Bewegungsmuster (wir machen fast jeden Tag die gleichen Bewegungen) verlieren wir aber über die Jahre Fähigkeiten, die wir dringend benötigten, um den Rücken zu stabilisieren. Dies sind ganz spezifische Anforderungen an die Muskeln, damit wir uns im Gleichgewicht halten, auf Signale oder neue Umfeldbedingungen reagieren, vorgegebene Rhythmen rasch erfassen oder uns auf eine veränderte Körperposition oder Bewegung einstellen. Je weniger wir dies täglich trainieren, umso schneller verlieren wir diese Fähigkeit.

▶ Das zweite Problem vieler Rückenschmerzpatienten liegt in der Schwäche der Muskulatur, vor allem die der Bauchmuskeln. Der überwiegend sitzende Mensch braucht sie nicht, deshalb verkümmern sie.

Welchen negativen Einfluss können nun die einzelnen Komponenten unseres Rückens auf seine Funktionen haben?

Die Wirbelkörper

Die wichtigsten Funktionen des Wirbelkörpers sind:

- ▶ das Rückenmark – wo die wichtigsten Nerven verlaufen – schützen;
- ▶ die aufrechte Haltung garantieren;
- ▶ Bewegungen der Wirbelsäule harmonisch in vorgegebenen Bewegungsmustern ablaufen lassen, und dies möglichst ein Leben lang.

Funktionsstörungen des Wirbelkörpers treten auf durch:

Das stärkt diese Funktionsebene: Übung 1, 4 und 5 (Seite 46 ff., 68 ff. und 73 ff.).

- ▶ Unfälle oder Osteoporose: Beides kann Wirbelbrüche verursachen und bedingt meist eine veränderte Wirbelsäulenstellung, die die Muskeln vermehrt beansprucht und auf Dauer Schmerzen hervorruft. Folge: lokaler Muskelschmerz und Klopfschmerz über dem Wirbel;
- ▶ Degeneration des Wirbelkörpers: Ausbildung von Randzacken, die die Bewegungsfähigkeit einschränken. Folge: anfänglich nicht unbedingt Schmerz, im späteren Stadium Ausstrahlungsschmerz;
- ▶ Überlastung des Wirbelkörpers: Kann zum Bruch des hinteren Wirbelkörperbogens führen und damit zum Abrutschen des Wirbels nach vorne. Dies muss im fortgeschrittenen Stadium operiert werden, damit es nicht zur Lähmung kommt. Folge: lokaler Muskelschmerz, Stress auf die Bänder (kann Ausstrahlungsschmerz bis in die Beine erzeugen).

Die Wirbelkörpergelenke

Das stärkt diese Funktionsebene: Übung 1, 4 und 5 (Seite 46 ff., 68 ff. und 73 ff.).

Sie garantieren eine begrenzte Beweglichkeit der Wirbelsäule. Dabei ist die Halswirbelsäule viel beweglicher als die Lendenwirbelsäule und diese wiederum beweglicher als die Brustwirbelsäule.

Arthrosen der kleinen Wirbelgelenke entwickeln sich durch Über- oder Unterbelastung und damit zu wenig Training der Bänder der Wirbelsäule. Die Folge: Die Gesamtbeweglichkeit der Wirbelsäule nimmt ab, man wird steifer (meist am Morgen). Das fortgeschrittene Stadium kann massiv schmerzen. Zudem versucht der Körper diese Zone mit knöchernen Anbauten an den Facettengelenken zu stabilisieren, um den ständigen Reiz zu verringern.

Die Bandscheiben

Die Bandscheibe ist auf eine perfekte Wirbelsäulenfunktion angewiesen, denn sie ernährt sich wie ein Schwamm. Die Bandscheibe saugt Nährstoffe bei Entlastung auf und gibt Schlacken beim Zusammendrücken ab. Ihr Überlebensprinzip heißt: Bewegung hält fit und jung.

Das stärkt diese Funktionsebene: Übung 1, 2 und 4 (Seite 46 ff., 55 ff. und 68 ff.).

Je älter der Mensch wird, desto mehr müsste er sich bewegen, damit die Bandscheiben stets optimal ernährt werden. Aber er muss auch ruhen, und das machen gerade die Menschen in der Mitte ihres Lebens häufig zu wenig. Daher haben sie wahrscheinlich auch so häufig Bandscheibenprobleme. Sind Ruhe- und Belastungsphase nicht im Gleichgewicht, altern die Bandscheiben schneller. Die Folge: Wasserverlust und dafür vermehrte Einlagerung von Kalzium, Phosphaten und anderen Mineralien, die die elastische Stoßdämpferfunktion vermindern.

Die Muskeln

Die Funktion der Rückenmuskeln wird oft falsch eingeschätzt. Wann immer Rückenschmerzen auftreten, rufen viele selbst ernannte Experten nach Muskelaufbautraining. Natürlich mangelt es da bei vielen Menschen. Aber neuere wissenschaftliche Untersuchungen konnten zeigen, dass zum Beispiel für die aufrechte Haltung fast keine Muskelkraft erforderlich ist. Erst wenn Muskeln ständig Haltearbeit leisten müssen, und dafür sind sie meist nicht ausreichend trainiert, wird ihre Funktion schrittweise gestört.

Wir konnten durch unsere Untersuchungen und Forschungen nachweisen, dass die Ursache von Muskelfunktionsstörungen häufig auf Störungen von inneren Organen beruhen. Wie ist das zu erklären? Jedes Organ unterhält zu einer ganz bestimmten Muskelgruppe eine neuroreflektorische Beziehung. Darunter müssen Sie sich eine geniale Einrichtung der Natur vorstellen. Es wäre schrecklich für den Menschen, bei einer Funktionsstö-

Tipp

Ein ausgeglichenes Verhältnis von Ruhe- und Belastungsphasen ist das A und O für die Gesundheit Ihrer Bandscheiben. Achten Sie daher darauf, dass Sie sich jeden Tag ausreichend bewegen und sich danach aber auch genügend Ruhe gönnen.

rung des Dünndarms gleich mit Schmerzen zu reagieren, denn unter Dünndarmstörungen leiden unseres Erachtens je nach Altersklasse zwischen 80 und 90 Prozent der »modernen« westlichen Menschen. Und dafür hat die Natur eine Organ-Nerv-Muskel-Verschaltung entwickelt. Sie äußert sich häufig darin, dass eine Störung des inneren Organs, zum Beispiel des Dünndarms, nicht Missempfindungen oder gar Schmerzen in diesem Organ erzeugt, sondern erstmals nur dadurch in Erscheinung tritt, dass die Bauchmuskeln schwächer werden. Das irritierte Organ kann also einen so genannten Organ-Kennmuskel schwächen. Verfolgen wir dieses sehr häufige Beispiel weiter: Die Kraft der Bauchmuskulatur nimmt ab, die Stabilisierung der Wirbelsäule bauchwärts ist reduziert, wenn nicht gefährdet. Es kommt zu einem verstärkten Hohlkreuz mit vermehrter Belastung der Wirbelkörperhinterkante und der Bandscheiben. Bei 80 bis 90 Prozent der Rückenschmerzpatienten trifft dies neben anderen möglichen Auslösern zu.

Das stärkt diese Funktionsebene: Übung 1, 3 und 4 (Seite 46 ff., 61 ff. und 68 ff.).

Die Bänder

Für einen schmerzfreien Rücken gibt es auf der Funktionsebene wohl keine wichtigeren Strukturen als die Bänder. Unsere Forschungen belegen eindeutig, dass 80 Prozent der Rückenschmerzen durch eine entsprechende Therapie der Bänder vermindert werden können.

Die Funktionsebene der Bänder kann durch sehr verschiedene Faktoren gestört werden. Die häufigsten sind Unfälle mit Bandbeschädigung, rasche Degeneration der Bänder durch Bewegungsmangel, falsche Ernährung, Nikotinkonsum, Flüssigkeitsmangel, Fehlhaltung und Fehltraining, Infektionskrankheiten mit Beteiligung der Wirbelsäule, rheumatische Erkrankungen, Osteoporose, Wirbelkörperbrüche und viele andere mehr. Ihnen allen ist aber gemeinsam, dass sie die Funktion der Bänder schwächen und damit das Gesamtgefüge Wirbelsäule aus der Balance bringen können. Die Folge ist meist irgendwann mehr oder weniger starker Rückenschmerz.

Das stärkt diese Funktionsebene: Übung 3 und 5 (Seite 61 ff. und 73 ff.).

Die Funktionen der Nerven

Nervenfunktionen sind sehr unterschiedlich. Die vier wichtigsten sind:

- motorische Funktion: erforderlich, damit sich ein Muskel bewegt;
- Mechanorezeptorfunktion: Aufnahme von Informationen über die Belastung im Gelenk und deren Weiterleitung, zum Beispiel. ob der Boden, auf dem wir gerade stehen eben oder uneben ist, denn das kann eine Menge koordinativer Reaktionen nach sich ziehen, damit wir nicht umknicken oder umfallen;
- Thermorezeptorfunktion: lässt uns erkennen, ob etwas zu warm oder zu kalt ist;
- Schmerzrezeptorfunktion: sofortige Meldung, wenn irgendwo im Körper ein Schaden entsteht.

Die Nerven

Wann immer eine oder mehrere der Nervenfunktionen (siehe Kasten oben) gestört sind, kann das für den Rücken fatale Folgen haben. Denken Sie nur daran, Sie hätten eine zu heiße Wärmflasche im Rücken von den Nerven nicht gemeldet bekommen. Verbrennungen wären das Ergebnis. Genauso verhält es sich mit den anderen Funktionen. Jemand verletzt sich am Rücken und keine Meldung erfolgt. Langfristig könnte beispielsweise ein Rundrücken entstehen.

Das stärkt diese Funktionsebene: Übung 3 und 5 (Seite 61 ff. und 73 ff.).

Die Gefäße

Die Funktion der Gefäße entscheidet ganz wesentlich darüber, wie schnell die Strukturen in unserem Körper altern, wie schnell eine Verletzung ausheilt und wie das System mit Nährstoffen versorgt und von Schlacken befreit wird. Bei den Funktionsstörungen des Gefäßsystems müssen wir zwei Bereiche unterscheiden: das Hochdrucksystem (Arterien) und das Niederdrucksystem (Venen und Lymphgefäße).

Das stärkt diese Funktionsebene: Übung 2 und 3 (Seite 55 ff. und 61 ff.).

Bei den meisten Funktionsstörungen des Rückens kommt es zu einem erhöhten Muskeltonus, gegen den das arterielle System arbeiten muss. Je höher die Muskelanspannung, desto höher die Wahrscheinlichkeit, dass die Versorgung nicht mehr perfekt gewährleistet werden kann. In gleichem Maß kommt es im Niederdrucksystem zu Funktionsstörungen bei erhöhtem Muskeltonus. Das Kernproblem dabei ist, dass Funktionsstörungen der Rückenmuskeln meist nur in Einzelbereichen auftreten, ganz selten den ganzen Muskel erfassen. Tritt dann ein lokaler Rückenschmerz auf, ist die Zuordnung (wer ist der Schmerzverursacher?) nicht immer klar und eindeutig möglich.

»Out of balance« auf der **Reflexebene**

Seit weit über 100 Jahren wissen wir, dass die inneren Organe zu Schmerzausstrahlungen und gerade an den Rückenmuskeln zu Verspannungen führen können. Vor gut 50 Jahren erkannte man den reflektorischen Einfluss der inneren Organe auf die Muskeln. Leider wird diese wichtige Erkenntnis bis zum heutigen Tag oftmals von Ärzten, Trainern, Physiotherapeuten und anderen Heilberufen ignoriert.

Was passiert dabei im Körper?

Einerseits kann bei etwa 90 Prozent der Rückenschmerzpatienten die Ursache nicht mit letzter Sicherheit herausgefunden werden, andererseits haben unsere Untersuchungen gezeigt, dass bei etwa der gleichen Prozentzahl der Patienten der Dünndarm und andere innere Organe Funktionsstörungen aufweisen. Wo könnten da Zusammenhänge bestehen? Betrachten wir wieder den Dünndarm. Er ist an den

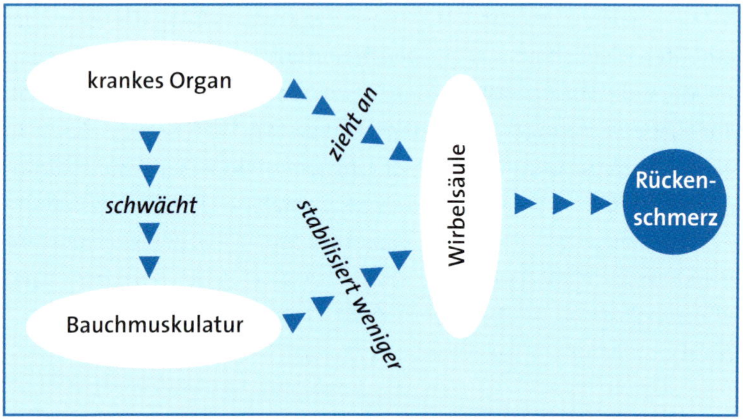

Die Grafik zeigt, wie die »neuro-organo-muskuläre Einheit« Rückenschmerzen verursachen kann.

ersten beiden Lendenwirbeln befestigt. Ist nun der 4,5 Meter lange Dünndarm gereizt, entwickelt er eine entzündliche Reaktion mit Schwellung und Flüssigkeitseinlagerung. Das Organ wird schwerer und zieht die Lendenwirbelsäule nach vorne. Nun passiert etwas absolut Fatales. Ein geschwächter oder irritierter Dünndarm schwächt im gleichen Moment die Bauchmuskeln, der Hohlkreuzeffekt wird noch verstärkt, da die Bauchmuskeln ihre Stabilisierungsfunktion vermindern. Eines ist sicher: Solche Patienten profitieren von einer reinen Rückengymnastik nicht viel. Die therapeutische Aufgabe ist viel mehr, Reize zu setzen, die zugleich das Organ als auch die entsprechenden Reflexmuskeln, die die Bauchdecke bilden, stimulieren.

Man spricht in diesem Zusammenhang von einer neuro-organo-muskulären Einheit. Wichtig für das Verständnis der Zusammenhänge ist zu wissen, dass jede Organschwäche eine Muskelschwäche aufbaut. Finden wir nun einen schwachen Muskel, der auf den Rücken Einfluss nehmen kann, müssen wir immer nach dem zugehörigen Organ sehen, seine Funktion untersuchen und abklären, ob es nicht diese Schwäche verursacht. Die neue Strategie: Rückenschmerz erfordert bei den meisten Patienten die Therapie von Muskeln und Organen.

Wie innere Organe mit den Muskeln umgehen

Substanzen, die den Dünndarm stärken: Vitamin-B-Komplex, Kalzium, Vitamin D; Algen, Enzyme.

Für das »Rückenverständnis« ist es enorm wichtig zu erkennen, dass unsere inneren Organe sich ständig ändernden Einflüssen ausgesetzt sind. Vor allem die Vielfalt unserer Ernährung stellt eine permanente Herausforderung dar. Allein das Körpersystem im Säure-Basen-Gleichgewicht zu halten, ist eine schwierige, aber eminent wichtige Aufgabe. Wird sie nicht optimal erfüllt, kann es zu Übersäuerung der Muskulatur kommen. Man muss nun zwischen Auswirkungen von Störungen auf den ganzen Körper und lokalen Auswirkungen, die nur einen Muskel oder eine Muskelgruppe betreffen, unterscheiden. Die folgenden Organbeispiele sollen Ihnen ein völlig neues Rückenverständnis vermitteln.

Der Dünndarm »out of balance«

▶ Ein schwacher Dünndarm schwächt die gesamte Bauchmuskulatur. Die häufigsten Gründe: falsche Ernährung, Fehlverdauung, bleibende Störungen nach Magen-Darm-Infekt, der nicht ganz ausgeheilt ist.

▶ Die Folgen: Die Haltung ändert sich (verstärktes Hohlkreuz).

So testen Sie Ihre Bauchmuskeln.

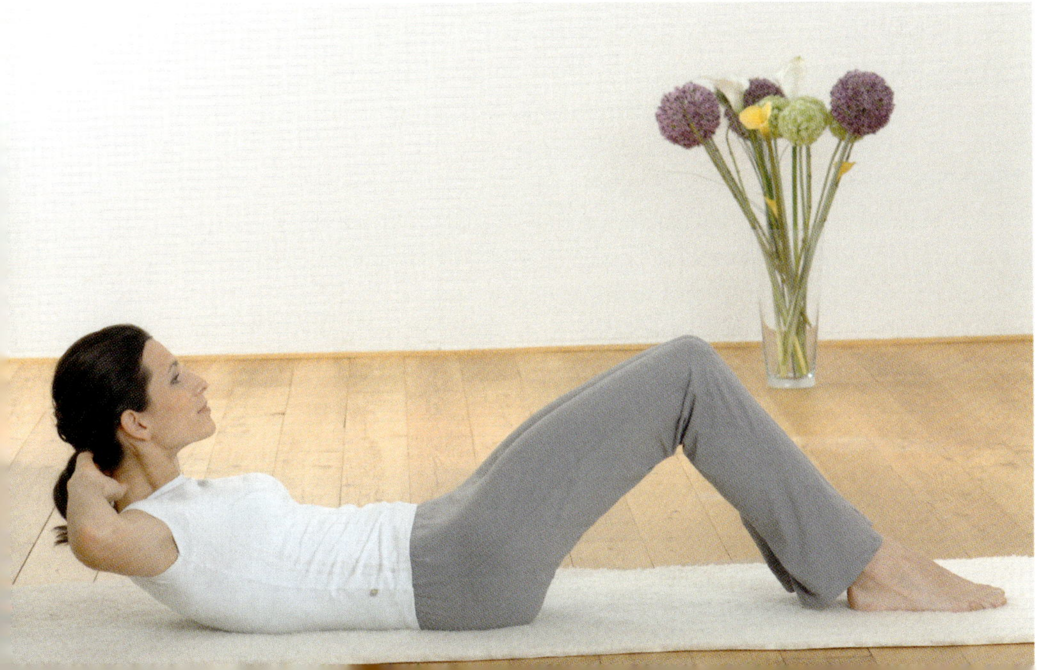

▶ Der Test: auf den Rücken legen, Beine anstellen (Hüfte 45 Grad, Knie 90 Grad gebeugt), Hände hinter dem Kopf verschränken und langsam aufsetzen (Bild links). Ist dies nicht ohne weiteres möglich (also nur mit Schwung oder dadurch, dass Sie die Füße von der Unterlage abheben müssen), liegt sicher eine Schwäche der Bauchmuskeln vor.

Der Dickdarm »out of balance«

▶ Ein schwacher Dickdarm schwächt die unteren Rückenmuskeln. Die häufigsten Gründe: Neigung zu Verstopfung oder dünnem Stuhl.
▶ Die Folgen: ständige, leicht vornüber gebeugte Haltung.
▶ Der Test: Nach dem Zähneputzen in deutlich vornüber gebeugter Haltung macht das Aufrichten Schwierigkeiten oder gar Schmerzen.

Substanzen, die den Dickdarm stärken: Vitamin A, C, E, Folsäure, Eisen; Algen, Enzyme.

Die Bauchspeicheldrüse »out of balance«

▶ Eine schwache Bauchspeicheldrüse schwächt die oberen Rückenmuskeln. Die häufigsten Gründe: Virusinfekte (zum Beispiel der Atemwege), die sich auf die Bauchspeicheldrüse ausgeweitet haben.
▶ Die Folgen: zunehmende Ausbildung eines Rundrückens, der sich nach Jahren der Fehlhaltung nicht mehr aufrichten lässt.
▶ Der Test: Sie können nur mit Mühe die Schultern nach hinten führen und dies nicht über mehrere Minuten ohne Anstrengung halten.

Substanzen, die die Bauchspeicheldrüse stärken: Vitamin A, B_6, Zink, Verdauungsenzyme; Algen.

Der Magen »out of balance«

▶ Ein schwacher Magen verkürzt und schwächt die Nackenmuskeln. Die häufigsten Gründe: zu hastiges Essen, zu viel Essen zur falschen Zeit (Hauptmahlzeit abends!).
▶ Die Folgen: Auch im Bereich der Halswirbelsäule gibt es ein Hohlkreuz. Der Kopf wird ständig weiter vorne getragen, das Kinn zeigt nach vorne und leicht nach oben, dadurch wird der Kopf nach hinten geneigt. Die Nackenmuskeln verkürzen sich und sind verspannt. Verspannte Muskeln sind meistens auch schwach!

Substanzen, die den Magen stärken: Vitamin-B-Komplex, Zink; Enzyme.

▶ Der Test: Im Stand oder Sitz Kinn zur Brust führen, hinteren Hals lang machen, strecken und halten. Dies sollten Sie über mehrere Minuten halten können, ohne zu ermüden, ansonsten sind die Nackenmuskeln zu schwach.

Blase und Sexualorgane »out of balance«

▶ Sowohl eine geschwächte Blase als auch schwache Sexualorgane verkürzen die Muskeln der Oberschenkelinnenseiten. Die häufigsten Gründe: Infekte im Blasen- und Genitalbereich (am häufigsten Virus-, aber auch Pilzerkrankungen).

Substanzen, die Blase und Sexualorgane stärken: Vitamin E, A, C, Zink; Algen.

▶ Die Folgen: Das Gangbild verändert sich, weil sich eine leichte Innenrotation im Oberschenkelbereich einstellt. Dadurch entsteht eine vermehrte Belastung der Kniegelenke, das Becken kippt nach vorne, das Hohlkreuz wird verstärkt.

▶ Der Test: Rückenlage, Beine strecken, ein Bein abspreizen, so dass wie bei einer Uhr der Stundenzeiger auf 12 zeigt (gerades Bein) und der Minutenzeiger (abgespreiztes Bein) auf 12:08 Uhr (ca. 45 Grad). Wenn Sie das nicht schaffen, kann es sein, dass Ihre Hüftmuskeln verkürzt sind, was wiederum eine schwache Blase oder schwache Sexualorgane zur Ursache haben kann.

So testen Sie Blase und Sexualorgane.

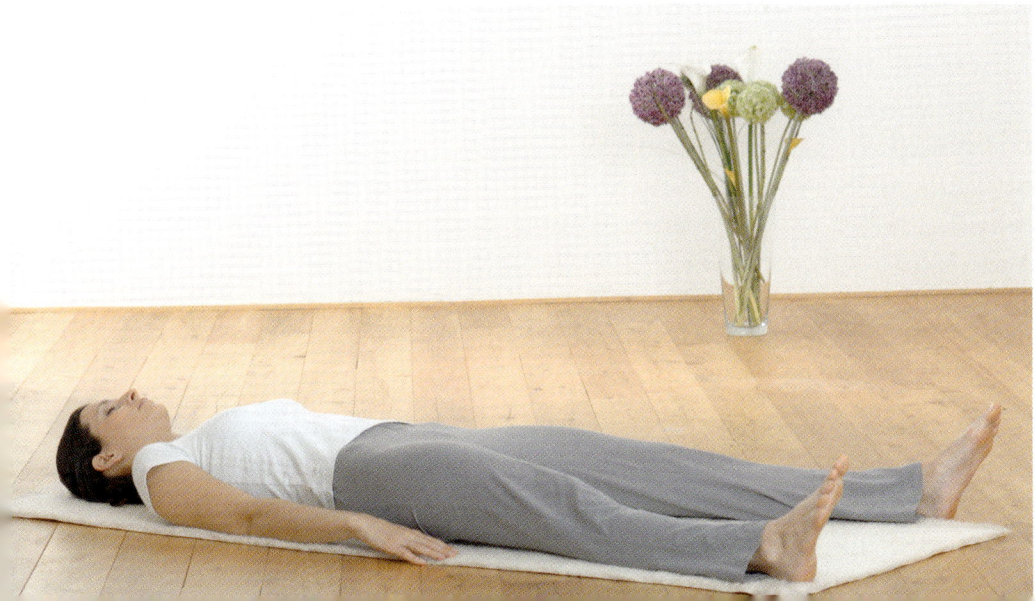

Die Bänder

Die Bänder der Wirbelsäule, insbesondere der Hals- und der unteren Lendenwirbelsäule einschließlich Kreuzbein-Darmbein-Gelenk, sind eng bestückt mit Meldestellen (Rezeptoren), die eine Fülle von Fernwirkungen auslösen können. Das heißt, sie verursachen reflektorisch an ganz anderen Körperzonen Störungen bis hin zu Schmerzen, die man beim ersten Betrachten oder bei Unkenntnis dieser Zusammenhänge nicht der auslösenden Struktur zuordnen würde.

Zwei häufige Beispiele mögen Ihnen das klar machen. Die Bänder, die den 4. Halswirbel mit dem 3. und 5. verbinden, sind ganz besonderen Belastungen ausgesetzt, vor allem bei Menschen mit überwiegend sitzender Tätigkeit. Werden diese Bänder schwach, kommt es kompensatorisch zu Muskelverspannungen und es können sich Missempfindungen mit Schmerzen bis hin zur Schwäche im Handbereich entwickeln (Kribbeln, aber auch das Gefühl wie bei einer Lähmung). Dieses Krankheitsbild ist einem Bandscheibenvorfall der Halswirbelsäule zum Verwechseln ähnlich. Die reflektorische Fehlsteuerung durch schwache Bänder ist sehr viel häufiger als ein Bandscheibenvorfall.

Das stärkt diese Reflexebene: Übung 1, 2 und 3 *(Seite 46 ff., 55 ff. und 61 ff.).*

Im Bereich des Kreuzbein-Darmbein-Gelenks führt eine Bandschwäche meist schnell zu Schmerzen mit Ausstrahlung in ein Bein (wie ein Ischiasschmerz). Nun versuchen Muskeln die Bandschwäche zu kompensieren, die meist mit dieser Aufgabe heillos überfordert sind und rasch mit Verspannungen und Schmerzen reagieren.

Die Nerven

Seit einigen Jahrzehnten beschäftigt sich die Wissenschaft mit dem Phänomen Gedächtnis. Ein überraschendes Forschungsergebnis war, dass jede Nervenzelle ein eigenes Gedächtnis besitzt. Die zweite Erkenntnis bestand darin, dass Nervenzellen in der Lage sind, Informationen ständig weiterzuleiten, obwohl der Grund dafür gar nicht mehr existiert. Für unseren Rücken kann sich das fatal auswirken.

Ein Beispiel: Sie »verheben« sich bei einer ungeschickten Bewegung, ein plötzlicher Schmerz schießt Ihnen ins Kreuz. Daraufhin nehmen Sie eine Schonhaltung ein, um dem Schmerz auszuweichen. In der Nacht gelingt es dem Körper, sich wieder in Balance zu bringen, aber nach dem Aufstehen bewegen Sie sich weiterhin übervorsichtig in der Schonhaltung. Das ursprüngliche Problem existiert nicht mehr, aber die Nerven warnen immer noch und verhindern, dass Sie in die natürliche Haltung zurückkehren. Das ist oft der Einstieg in ein chronisches Rückenleiden. Es ist die Aufgabe des Arztes, das falsche Gedächtnis dieser Nerven zu löschen – nicht ganz einfach, aber möglich.

Das stärkt diese Reflexebene: Übung 5 (Seite 73 ff.).

Der mentale Stress

Unser Gehirn nimmt pro Sekunde Millionen von Informationen auf. Viele davon stammen aus dem eigenen Körper, zum Beispiel von den Meldestellen in Gelenken und Bändern, die dem Gehirn ständig die aktuelle Körperposition senden. Weitere Informationen liefern unsere Sinne. Eine wesentliche Hirnleistung besteht darin, das Überlebenswichtige von der Flut des »Unwichtigen« zu trennen. Die Reizschwelle (ab wann der Reiz akzeptiert wird) ist eine Variable, auf die wir Einfluss nehmen können und müssen, damit wir vor lauter Informationen nicht »verrückt« werden. Erkennt das Nervensystem, dass sein Gleichgewicht in Gefahr ist, wird normalerweise ein Überlebensinstinkt aktiviert. Innerhalb von Sekunden entscheiden wir, ob wir kämpfen oder fliehen. Beides führt sofort zu einer Änderung der Grundspannung der Muskulatur. Das Problem: Wir können dies willentlich nicht mehr völlig beeinflussen. Sie haben sich sicher schon über jemanden gewundert, der ohne erkennbaren Grund sehr angespannt wirkte: Der Betreffende ist dabei, »innerlich« zu fliehen oder zu kämpfen, kann dies aber nicht in Bewegung umsetzen. Er verspannt – wie bei Flucht oder Angriff.

Das stärkt diese Reflexebene: Übung 5 (Seite 73 ff.).

Tipp

Gehen Sie täglich zehn Minuten spazieren und machen Sie dabei einige Atemübungen. Sie werden bald fühlen, wie die Lebensgeister zurückkehren. Dann schenken Sie sich jeden Tag eine Minute mehr, bis Sie auf eine halbe Stunde Gehen kommen. Es lohnt sich, denn es fällt dadurch alles leichter.

Der seelische Stress

Seelischer Stress hat seine Ursachen meist in zwei Bereichen: Zum einen entwickelt sich der Zustand der inneren Unruhe durch den eigenen Lebensstil, zum anderen durch das Umfeld, dem man vermeintlich nicht entrinnen kann. Sicher ist, dass Stress uns daran hindert, in die notwendige tägliche Entspannungsphase einzutreten. Menschen sind sehr unterschiedlich belastungsfähig, weil sie mit Problemen des eigenen Lebensstils und denen des Umfeldes auch unterschiedlich umzugehen verstehen. Hilfreich ist für jeden, sich täglich ein paar Minuten der Entspannung oder der körperlichen Übung zu gönnen.

Das stärkt diese Reflexebene: Übung 5 (Seite 73 ff.).

Die physische Erschöpfung

In unserer Ambulanz berichten viele Menschen, dass sie sich körperlich erschöpft fühlen. Ganz selten beruht dies auf zu viel Körpertraining. Im Gegenteil – die meisten bewegen sich fast gar nicht mehr. Das Körpersystem passt sich dem Anforderungsprofil an. Es verkümmert. Man spürt dies an der mangelnden Leistungsfähigkeit von Herz und Lunge. Wenn es erst mal so weit gekommen ist, leidet der gesamte Körper unter den Folgen: geringe Versorgung mit Nährstoffen und Sauerstoff, zunehmende Erschöpfung.

Das stärkt diese Reflexebene: Übung 5 (Seite 73 ff.).

Die Schlaflosigkeit

Schlaflosigkeit stellt ein zunehmendes Problem unserer hektischen Zeit dar. Dafür gibt es viele unterschiedliche Ursachen. Was immer dahinter steckt, meist führt es zu einer Abnahme der Produktion von Substanzen (Serotonin, Melatonin, GABA), die wir brauchen, um abschalten zu können. An die Wurzel des Problems kommen wir natürlich nur dann, wenn es gelingt, den Auslöser zu finden. Eines ist aber sicher: Bei Schlaflosigkeit verweilen die Nerven in einem erhöhten Reizzustand. Die Folgen sind angespannte Muskeln. Und daraus entwickelt sich Schmerz und oft zusätzlich eine Depression.

Das stärkt diese Reflexebene: Übung 3, 4 und 5 (Seite 61 ff., 68 ff. und 73 ff.).

Die **Übungen** zur Rückenstärkung

- *Den Rücken gezielt trainieren*
- *Übung 1 »Solar« – der Tag lächelt Sie an*
- *Übung 2 »Gold« – besonders wertvoll*
- *Übung 3 »Kineto« – und Sie schmunzeln*
- *Übung 4 »Forever young«*
- *Übung 5 »Lunar« – den Tag beenden*

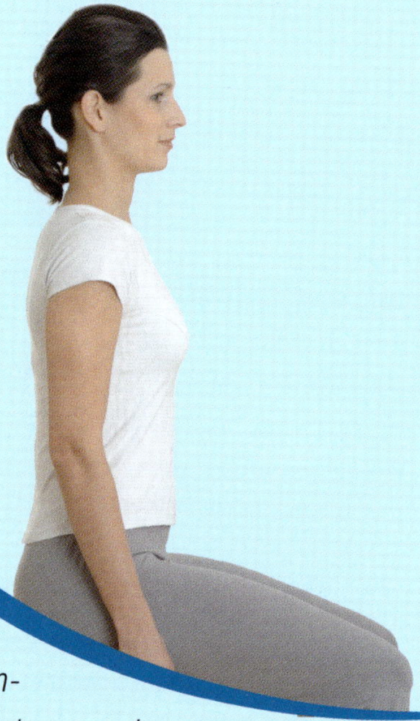

Fünf Übungen, die es in sich haben. Wenn Sie regelmäßig trainieren, wird Ihr Rücken es Ihnen danken. Ein wichtiger Punkt ist allen Übungen gemein: Das »Center of Balance«, das Fundament des Rückens, bestehend aus dem Becken mit Darm- und Kreuzbein, muss immer richtig eingestellt sein. Wenn Sie das beherrschen, können Sie mit den Übungen starten.

Den Rücken **gezielt** trainieren

Rückenschmerzen basieren auf der Störung von mindestens einer Ebene, jedoch meist auf zwei oder sogar drei Ebenen, und zwar auf der

- ▶ Strukturebene – dabei sind am häufigsten die Wirbelkörper und -gelenke, geschwächte Muskeln und laxe Bänder betroffen;
- ▶ Funktionsebene – Gelenke, Muskeln, Bänder weisen Störungen auf, die verhindern, dass das System »Rücken« optimal funktioniert;
- ▶ Reflexebene – hier machen sich die Folgen bemerkbar, wenn Teile des Nervensystems oder Bänder fehl- oder überbelastet werden und sich daraus Fehlreaktionen entwickeln. Ein weiterer sehr großer Bereich umfasst die Funktionsstörungen von inneren Organen, die zur Schwächung von Rückenmuskeln führen können.

Es ist wirklich von entscheidender Bedeutung für den Erfolg der Übungen, dass Sie die richtige Mittelstellung Ihres Beckens, also die Einstellung des »Center of Balance«, korrekt beherrschen.

Fundament des Rückens: »Center of Balance«

Das Becken mit den beiden Darmbeinknochen und dem Kreuzbein stellen das Fundament für den Rücken dar. Das gesamte Gewicht des Oberkörpers lastet auf dem Becken und muss von ihm in einer permanenten Balanceübung aufgefangen und koordinativ mit Hilfe der Muskeln und Bänder auf das gesamte System verteilt werden. Deshalb nennen wir es das »Center of Balance«.

Es ist bei all unseren Übungen überaus wichtig, die natürliche, funktionelle Mittelstellung des Beckens einzunehmen und diese für die gesamte Übungsdauer zu halten. Die Grundvoraussetzungen dafür sind geschaffen durch

- ▶ die Struktur der Bauch-, Rücken- und Beckenbodenmuskulatur;
- ▶ ihre ständige Funktionsbereitschaft – ohne zu ermüden;

▶ ihre Fähigkeit, innerhalb von Zehntelsekunden auf Lageänderungen des aufrechten Körpers zu reagieren.

Die letzte dieser Eigenschaften erfordert tägliches Training unseres Nerven- und Muskelsystems, damit all diese Strukturen blitzschnell mit Nervenreizen angesteuert werden und diese die komplexen Informationen auch sofort umsetzen können.

Übungsvorbereitungen

Die wichtigste Grundübung, bevor Sie starten können, besteht darin, Ihre eigene Mittelstellung des Beckens zu finden:

▶ Setzen Sie sich aufrecht auf die vordere Kante eines Stuhles.

▶ Kippen Sie nun Ihr Becken so weit wie möglich nach vorne (Bild 1).

▶ Jetzt kippen Sie Ihr Becken so weit wie möglich nach hinten (Bild 3).

▶ Das »Center of Balance« (= Mittelstellung) befindet sich zwischen diesen beiden Endpositionen in der Mitte (Bild 2).

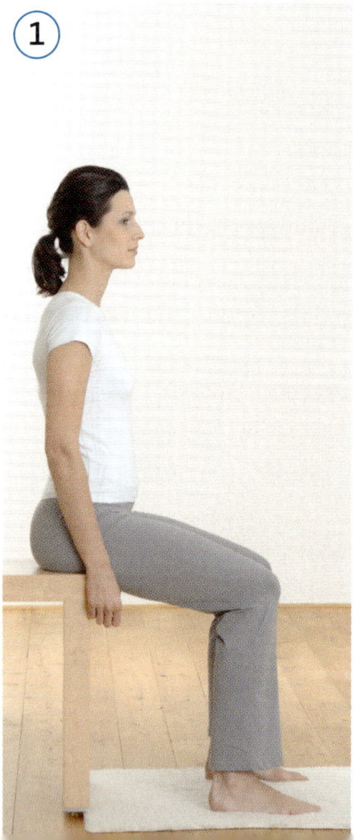

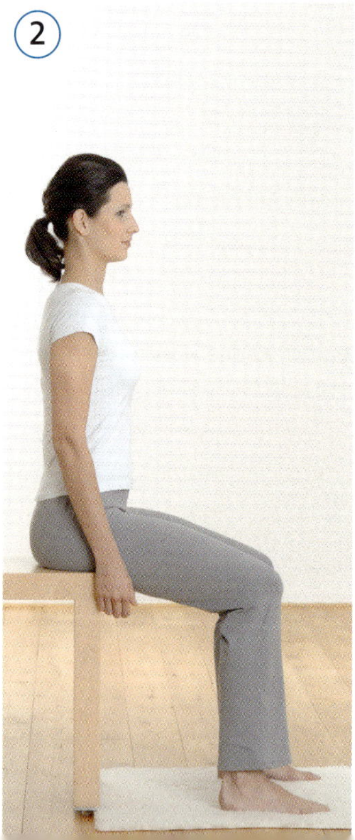

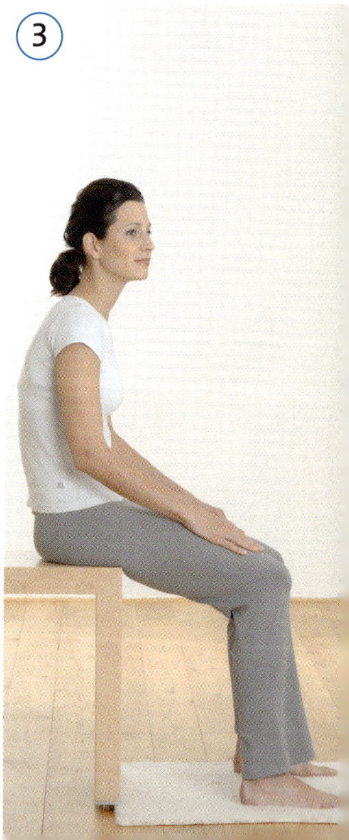

So finden Sie die Mittelstellung Ihres Beckens (2): Zuerst Position 1 einnehmen, dann Position 3. Das »Center of Balance« liegt genau dazwischen.

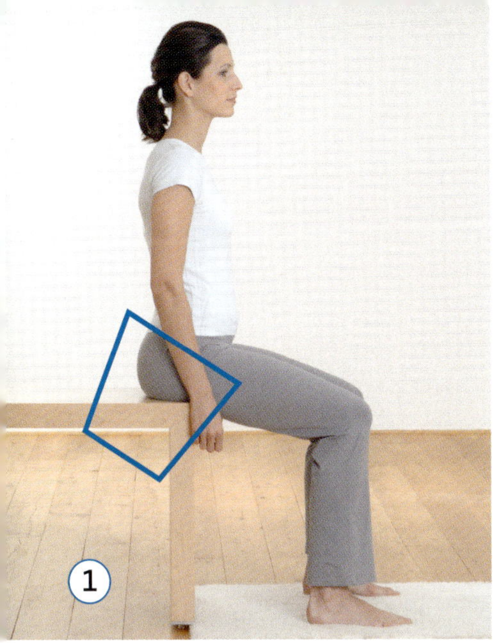

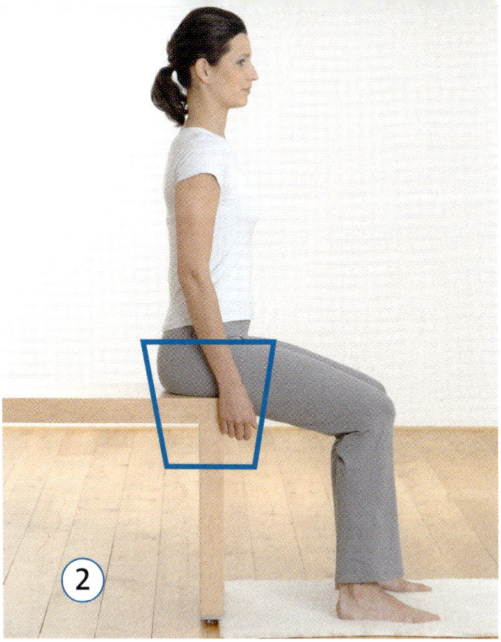

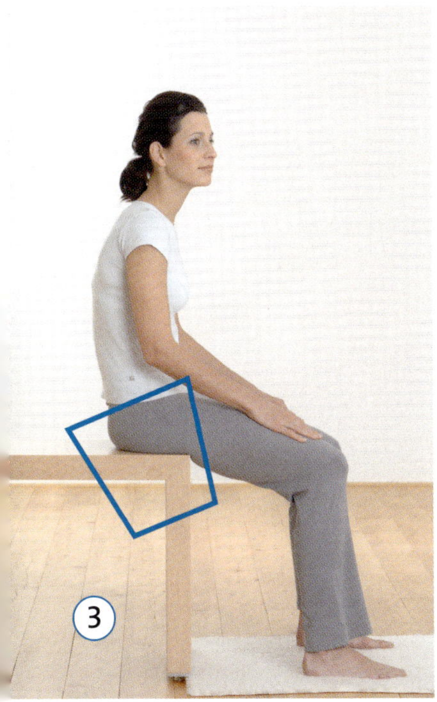

Hilfestellung für das Einnehmen des »Center of Balance«

▶ Stellen Sie sich Ihr Becken als einen Wassereimer vor.

▶ Zu Bild 1: Schütten Sie diesen Eimer nach vorne aus.

▶ Zu Bild 3: Schütten Sie den Eimer nach hinten aus.

▶ Zu Bild 2 (Ihrem »Center of Balance«): So können Sie das Wasser nach Hause tragen.

Hilfestellung, damit Sie es garantiert richtig machen

▶ Legen Sie Ihre rechte Hand mit der Innenfläche auf Ihren Bauch.

▶ Platzieren Sie die linke Hand mit dem Handrücken auf Ihrem Rücken.

▶ Bild 4 und 6 zeigen unerwünschte Stellungen im Bauch- und Rückenbereich.

▶ Bei Bild 4 ist die Rückenmuskulatur verkürzt und die Bauchmuskulatur überdehnt.

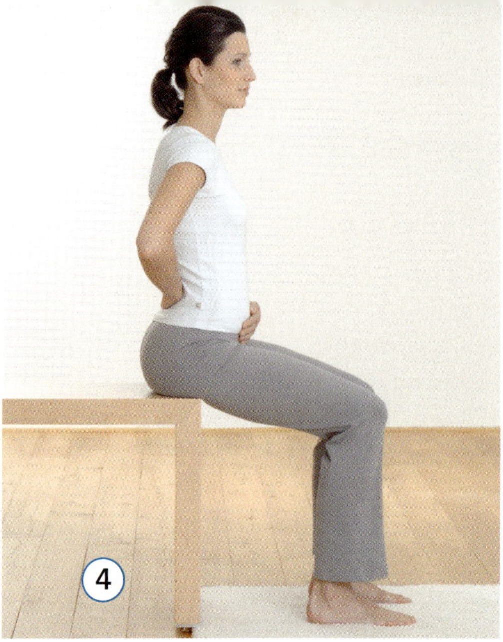

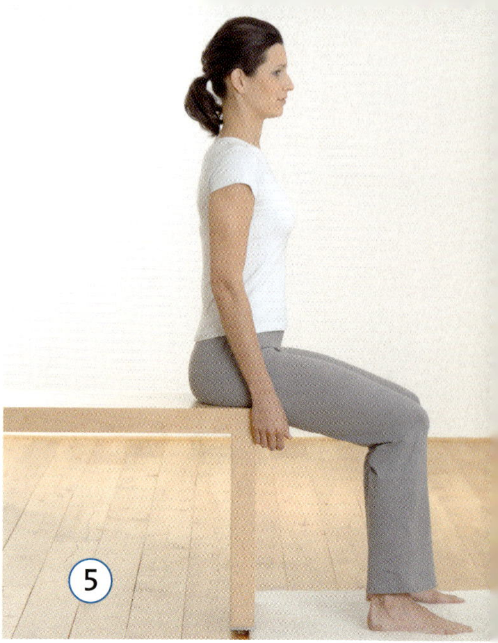

▶ Bei Bild 6 dagegen ist die Rückenmuskulatur gedehnt und die Bauchmuskulatur verkürzt.

▶ In Ihrem »Center of Balance« (Bild 5) arbeiten Rücken-, Bauch- und Beckenbodenmuskulatur in ausgewogenem Maß zusammen.

Regelmäßig üben

Die Einstellung des »Center of Balance« muss in den Ausgangsstellungen – Seitenlage und Rückenlage – beherrscht werden.

Integrieren Sie das »Center of Balance« in Ihren Alltag. Denken Sie immer wieder an die richtige Einstellung Ihres Beckens. Wenn Sie sich auf einen Stuhl setzen, korrigieren Sie Ihr »Center of Balance«. Viele unserer Patienten haben mit sich ein Zeichen vereinbart – wenn das Telefon klingelt oder wenn sie eine neue Aufgabe beginnen –, bei dem sie sofort ihr »Center of Balance« überprüfen und neu einstellen. So trainieren sie im Alltag regelmäßig diese Position.

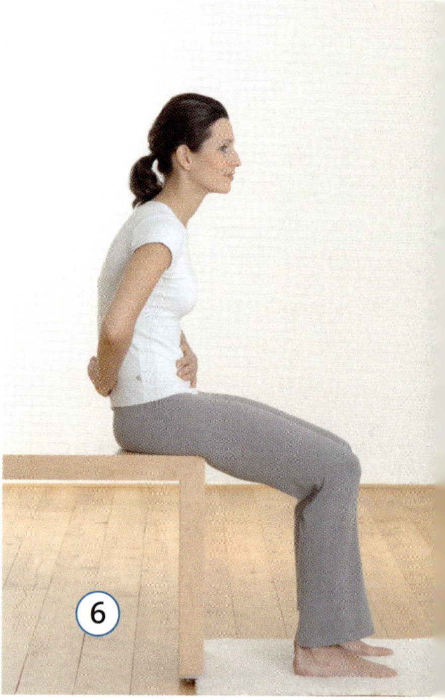

Starke Übungen für einen starken Rücken

Passt eines der folgenden Ziele zu Ihnen:

- schmerzfreier Rücken;
- gelenkig und geschmeidig bleiben;
- körperlich und geistig fit bleiben;
- auch im Alter nicht aus dem Gleichgewicht kommen;
- den Alterungsprozess verlangsamen?

Am besten Sie starten schon morgen mit dem Rückentraining, um die ganzen Vorteile der Übungen auf Ihrem Habenkonto verbuchen zu können, und verschieben es nicht auf übermorgen!

Notieren Sie dieses Ziel auf ein Blatt Papier. Wenn Sie keines dieser Ziele auf Ihre »Fahne schreiben« können, fällt Ihnen garantiert etwas Eigenes ein. Positionieren Sie dieses Blatt so, dass Sie es mindestens einmal pro Tag sehen. So erreicht diese Botschaft Ihr Unterbewusstsein und dieses ist geradezu »scharf« darauf, Ihnen bei der Verwirklichung Ihres Zieles zu helfen. Und Sie werden dann mit Sicherheit Ihr Rückentraining regelmäßig und mit der nötigen Intensität ausführen. Versuchen Sie es – Sie werden garantiert erfolgreich sein!

Die besten Tipps, damit Sie mit den Übungen Erfolg haben

- Beginnen Sie jeden Morgen mit der Übung »Solar« – und zwar wirklich täglich.
- Denken Sie am Abend daran, den Tag mit der Übung »Lunar« zu beenden – ebenfalls täglich.
- Nach 1 Woche fühlen Sie sich besser und Sie sind fit für die 1. Steigerung. Wählen Sie für Ihr Programm die Übung 2, 3 oder 4 aus und führen Sie diese zusätzlich morgens und abends aus.
- Ab Woche 3 kommt dannn morgens und abends eine weitere Übung dazu, ab Woche 4 eine vierte und ab der 5. Woche haben Sie das gesamte Programm in Ihren Alltag integriert.
- Disziplin wird häufig falsch verstanden und als Zwang erlebt. Wir halten es mehr mit Zielen. Wenn sie stimmen – und das ist nur der Fall, wenn sie Ihren inneren Wünschen und Sehnsüchten entsprechen –, funktioniert alles wie von selbst. Disziplin ist dann die logische Folge.

Erinnern Sie sich doch, als Sie unbedingt Radfahren oder Skifahren lernen wollten. Hat Sie da wirklich irgendetwas davon abgehalten – ein Sturz, ein Zwicken da oder dort oder ein sonstiges Missgeschick?

Für die jeweiligen Grundübungen benötigen Sie keinerlei Trainings- oder sonstige Hilfsmittel. Als Unterlage verwenden Sie am besten eine Gymnastikmatte.

Den »inneren Schweinehund« überwinden

Der erste Monat steht im Zeichen der eigenen Willenskraft zur Überwindung des »inneren Schweinehunds«, damit Sie wirklich morgens und abends üben. Aber vergessen Sie nicht: Sie tun dies für sich, für Ihr persönliches Ziel. Sie werden von der »Ernte« und dem Ergebnis begeistert sein. Aber es ist wie in jedem Garten: Von der Aussaat bis zur Ernte dauert es eine Weile.

Wichtiges zu allen folgenden Übungen

▶ Bevor Sie mit der Übung starten, müssen Sie Ihr »Center of Balance« einstellen. Sie sollten sich dabei wohl fühlen (Seite 40 ff.). Jede Form von Verkrampfung hindert Sie daran, die Muskeln perfekt anzusteuern und mindert dadurch Ihren Trainingserfolg.

▶ Zwischen den einzelnen Übungen checken Sie jedes Mal Ihr »Center of Balance« auf optimale Position.

▶ Zur Atemtechnik (sie ist jeweils bei den Übungen beschrieben): Unsere Patienten berichten, dass sie den Einstieg in die Atemtechnik während der Übungen so am besten schaffen: Checken Sie vor dem Einatmen Ihr »Center of Balance« auf die richtige Position. Dann atmen Sie langsam durch die Nase ein – das dauert schon zwei bis fünf Sekunden lang. Beim Ausatmen hauchen Sie die Anzahl der gerade absolvierten Übungen: »1« – dann »2« – und bei der dritten Wiederholung »3« usw. Das Ausatmen sollte noch länger dauern als das Einatmen – also fünf bis zehn Sekunden. Das schaffen Sie nach ein bis zwei Wochen ganz locker. Und Sie fühlen sich garantiert schon nach der ersten Übung frischer.

Tipp

Bei allen Übungen können Sie den Schweregrad steigern. Das erreichen Sie über die Änderung der Ausgangsstellung oder durch den Einsatz von labilen Unterlagen. Dadurch setzen Sie neue und stärkere Trainingsreize. Außerdem sorgt es für Abwechslung und steigert auch die Motivation.

Übung 1 »**Solar**« – der Tag **lächelt** Sie an

Bislang arbeiteten die meisten Therapeuten immer nur auf der Struktur- und der Funktionsebene. Das Faszinierende und zugleich Motivierende an der Übung »Solar« ist, dass Sie die im Kasten (Seite 47) angegebenen Organe zur gleichen Zeit stimulieren und – falls nötig – ihre Selbstheilungskräfte anregen.

Die erste Übung soll einen Bogen spannen, eine Brücke bauen von Ihrer Nachtruhe zum Start in den neuen Tag. Machen Sie diese Übung ab heute täglich, dann garantieren wir Ihnen Folgendes:

- Falls Sie jemals Rückenbeschwerden hatten, ist das die beste Übung dagegen.
- Falls Sie noch nie Rückenbeschwerden hatten, ist das die beste Übung, damit Sie nie welche bekommen.
- Ihre Chance, nie einen Bandscheibenvorfall zu entwickeln, steigt.
- Sie beginnen den neuen Tag mit einer dynamischen Stimulierung Ihrer Verdauungsorgane, denn die Übung spricht Dünndarm, Bauchspeicheldrüse und Magen an. So werden die drei Organe nicht unvorbereitet vom Frühstück überrascht – und Sie können leichter verdauen.

Was ist das Besondere an dieser Übung?

Diese Grundübung spricht genau die Defizite an, unter denen die meisten Rückenpatienten leiden:

- Die Wirbelsäule wird gespannt wie ein Bogen (Sportgerät), dadurch löst man die Hohlkreuzhaltung in der Hals- und Lendenwirbelsäule auf. Die rückwärtigen Strukturen der Wirbelsäule werden entlastet, ebenso die hintere Kante der Bandscheiben und der hintere Anteil der kleinen Wirbelgelenke.
- Den Bogen kann man nur spannen und die Spannung auch entsprechend lange halten, wenn man kräftige Bauchmuskeln hat. Die Strukturen, die die untere Brust- und die ganze Lendenwirbelsäule zum Bauch hin stabilisieren, werden in ihrer Funktion besser.

Positive Wirkungen der Übung »Solar«

Körper/Muskulatur	Organ	Wirkung
Ganzkörperspannung		+++
Koordination		+
Gerade Bauchmuskulatur	Dünndarm	+++
Schräge Bauchmuskulatur	Dünndarm	+
Beckenbodenmuskulatur	Niere	+
Obere Rückenmuskulatur	Pankreas/Milz	++
Untere Rückenmuskulatur	Dickdarm	+
Vordere Halsmuskulatur	Magen	++
Seitliche Halsmuskulatur	Magen	+
Nackenmuskulatur	Magen	++
Brustmuskulatur	Magen	++
Schultermuskulatur	Lunge/Gallenblase	++
Vordere Oberschenkelmuskulatur	Dünndarm	+

In dieser Übersicht können Sie erkennen, welche Muskeln aktiviert, welche Organe stimuliert und wie stark Ganzkörperspannung und Koordination trainiert werden.

▶ Zusätzlich beansprucht man die vordere Halsmuskulatur, die bei den meisten Menschen mit sitzender Tätigkeit untrainiert ist.

▶ Der koordinative Effekt: Stellen Sie sich vor, einen Bogen zu spannen, den Sie nur mit zwei Fingern an seinen beiden Enden umfassen können. Sie laufen dabei ständig Gefahr, dass er Ihnen nach links oder rechts umfällt. Genau diesen Effekt berücksichtigen Sie mit, wenn Sie in der Ausgangsstellung von »Solar« den höchsten Punkt Ihrer leicht nach oben gebogenen Wirbelsäule etwas nach links oder rechts bewegen. Dann trainieren Sie die kurzen tief liegenden Rückenstrecker. Diese sind für die Stabilisierung der Wirbelsäule sehr wichtig und bei den meisten Menschen schwach, weil sie nie trainiert werden.

▶ Des weiteren bauen Sie mit der Übung »Solar« Nacken-, obere Rücken-, Brust-, Schulter- sowie tiefe Oberschenkelmuskulatur auf.

So führen Sie die Grundübung »Solar« aus

▶ Sie legen sich auf den Bauch, die Stirn ist am Boden.

▶ Die Arme befinden sich angewinkelt am Körper, so dass die Hände in Kopfhöhe liegen.

▶ Drehen Sie die Hände jeweils auf die Handaußenkante, so dass die Handinnenflächen zum Ohr zeigen.

▶ Stützen Sie nun die Füße mit den Fußspitzen auf dem Boden ab.

▶ Aufbau des »Center of Balance«: Bauchnabel wird Richtung Nase gezogen, um die Mittelstellung des Beckens einzustellen.

▶ Nun heben Sie den Oberkörper so an, dass das Gewicht auf den Ellenbogen und Unterarmen ruht (Bild unten).

▶ Beugen Sie die Knie und heben Sie sie ca. 1 Zentimeter vom Boden ab, Rücken und Kopf bilden eine gerade Einheit.

▶ Nun bewegen Sie Ihren Körper ein wenig nach hinten oben Richtung Decke (wie beim Start eines Hubschraubers, der rückwärts nach hinten wegfliegen will).

Endpositions-Check

▶ Fußspitzen, Unterarme und die Handkanten haben Bodenkontakt.

▶ Der Rücken ist gerade (eher leichter Rundrücken als Hohlkreuz).

Der erste Teil der Übung »Solar«

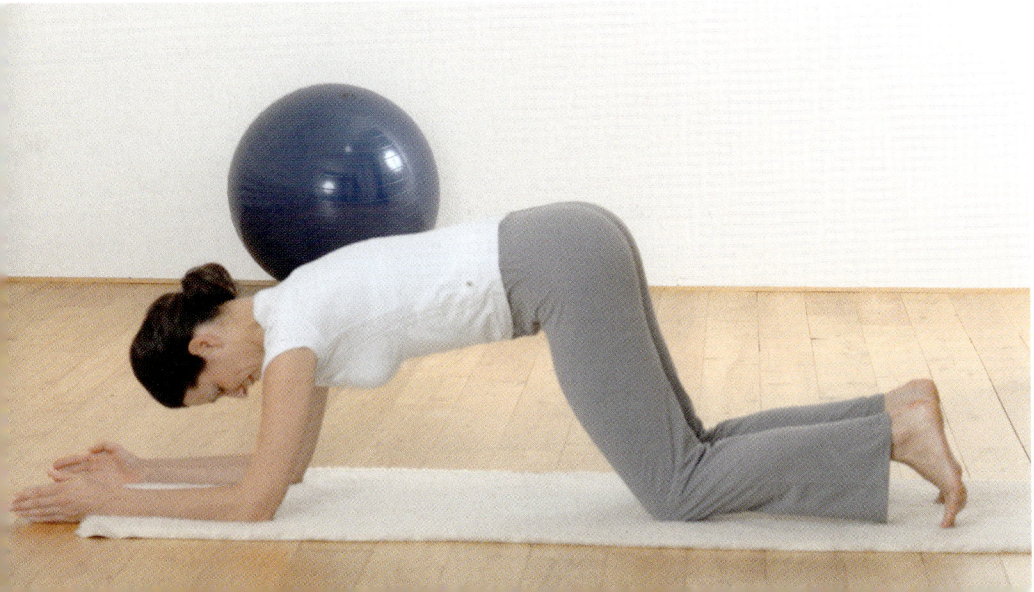

▶ Halten Sie diese Position mindestens 3 Atemzüge lang und steigern Sie sich jede Woche um 1 Atemzug (Bild unten).

▶ Sie sollten diese Übung mindestens 1-mal pro Tag trainieren.

Wichtig: langsam durch die Nase ein- und durch den Mund ausatmen. Dabei Atemzüge mitzählen: beim Ausatmen leise vor sich hin hauchen, wie oft Sie geatmet haben.

Ende der Übung

▶ Bringen Sie die Knie wieder auf den Boden.

▶ Gerader Rücken und Kopf als Einheit gehen wieder schräg nach vorne unten auf den Boden.

▶ Spannung langsam auflösen und entspannen.

Tipps und Hilfen – damit Sie es garantiert perfekt machen

▶ Hüfte-Becken-Funktionseinheit nicht nach unten hängen lassen.

▶ Hüfte-Becken-Funktionseinheit nicht zu weit hoch halten.

▶ Machen Sie kein Hohlkreuz und legen Sie den Kopf nicht zu weit in den Nacken.

▶ Ziehen Sie die Schultern nicht Richtung Ohren hoch.

▶ Achten Sie auf die Gesamtkörperspannung, aber dabei nicht die Pobacken zusammenkneifen.

▶ Pressen Sie nicht beim Atmen und halten Sie nicht den Atem an, stattdessen sollen Sie ruhig und entspannt atmen.

Die Endposition der Übung »Solar«

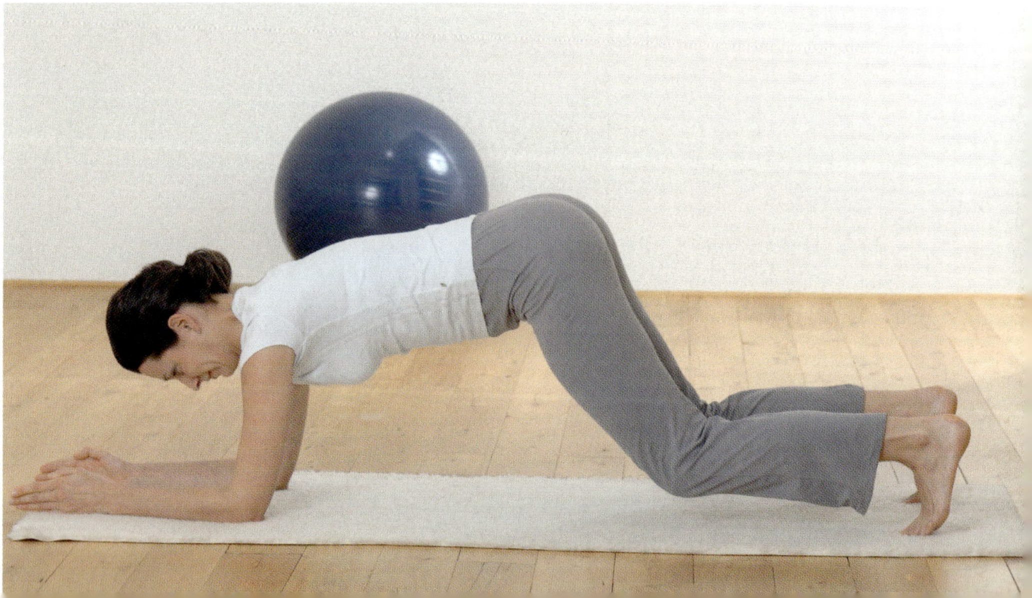

»Solar« für Geübte

Mit dieser etwas anspruchsvolleren Variante von »Solar« starten Sie, wenn die Grundübung Sie nicht mehr fordert und Sie diese mindestens 10 Atemzüge lang halten können.

Ein breiter Rücken hält mehr aus. Halten Sie sich gerade.

So führen Sie die Übung »Solar« für Geübte aus

Der Beginn der Übung für Fortgeschrittene gleicht der Grundübung »Solar« von Seite 48.

▶ Sie legen sich wie bei der Grundübung hin.

▶ Stützen Sie die Füße mit den Fußspitzen auf dem Boden ab.

▶ Bauen Sie Ihr »Center of Balance« auf.

▶ Gerader Rücken und Kopf als gerade gestreckte Einheit gehen wieder nach hinten oben Richtung Decke wie bei einem nach rückwärts startenden Hubschrauber.

Die Übung »Solar« für Geübte

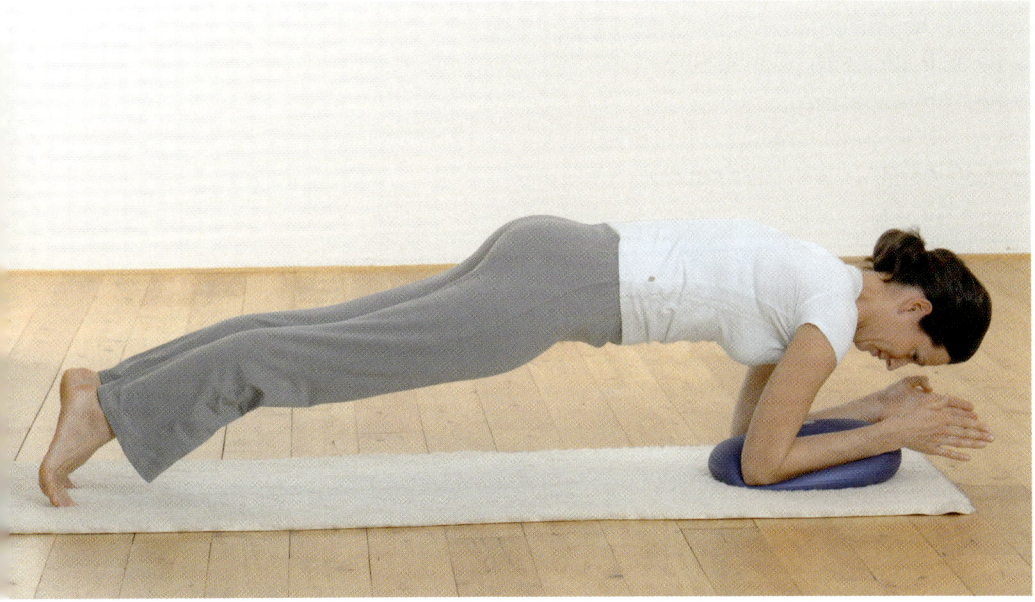

Verstärkte Wirkungen der Übung »Solar« für Geübte

Körper/Muskulatur	Organ	Wirkung
Koordination		++
Schräge Bauchmuskulatur	Dünndarm	++
Beckenbodenmuskulatur	Niere	++
Obere Rückenmuskulatur	Pankreas/Milz	+++
Seitliche Rumpfmuskulatur	Dickdarm	+
Schultermuskulatur	Lunge/Gallenblase	+++

Im Kasten sehen Sie, welche Muskeln stärker aktiviert und welche Organe mehr stimuliert werden als bei der Grundübung »Solar«.

Endpositions-Check

▶ Ihre Fußspitzen, die Unterarme und die Handkanten haben Bodenkontakt.

▶ Der Rücken ist gerade – Sie haben eher einen leichten Rundrücken als ein Hohlkreuz.

▶ Die Knie sind nun gestreckt (Bild links).

▶ Die Atmung erfolgt langsam durch die Nase ein und durch den Mund wieder aus. Dabei zählen Sie wieder die Atemzüge: beim Ausatmen die Anzahl leise vor sich hin hauchen.

▶ Sie halten diese Position mindestens 3 Atemzüge lang und steigern sich jede Woche um 1 Atemzug.

▶ Sie sollten auch diese Übung als Fortgeschrittener mindestens 1-mal pro Tag trainieren.

Wichtig: Kontrollieren Sie immer wieder – bei allen Variationen – Ihr »Center of Balance« (Bauchnabel zieht zur Nase), um optimale Verhältnisse in allen Struktur-, Funktions- und Reflexebenen zu erzielen.

Die Variationen der Übung für Geübte

Sobald Sie die Grundübung »Solar« und auch die Übung »Solar« für Geübte beherrschen und beide mindestens 10 Atemzüge lang halten können, ist es an der Zeit, noch drei weitere Variationen der Fortgeschrittenenübung zu erlernen. Denn der Mensch braucht ständig neue Ziele und Herausforderungen, damit es ihm nicht langweilig wird.

Verstärkte Wirkungen von »Solar« Variation 1

Körper/Muskulatur	Organ	Wirkung
Ganzkörperspannung		+++++
Koordination		+++
Schräge Bauchmuskulatur	Dünndarm	++
Untere Rückenmuskulatur	Dickdarm	+++
Seitliche Rumpfmuskulatur	Dickdarm	+
Brustmuskulatur	Magen	+++
Hintere Oberschenkelmuskulatur	Niere	++
Äußere Oberschenkelmuskulatur	Dickdarm	+
Innere Oberschenkelmuskulatur	Blase	+

Variation 1

▶ Führen Sie »Solar« für Geübte (Seite 50 f.) bis zur Endposition aus.

▶ Jetzt heben Sie ein Bein an, so dass nur noch eine Fußspitze, die Unterarme und die Handaußenkanten Bodenkontakt haben (Bild unten).

Mit dieser Variation erzielen Sie einen Zusatzeffekt auf der Funktions- und Reflexebene (siehe Kasten oben).

Die Übung »Solar« für Geübte, Endposition Variation 1

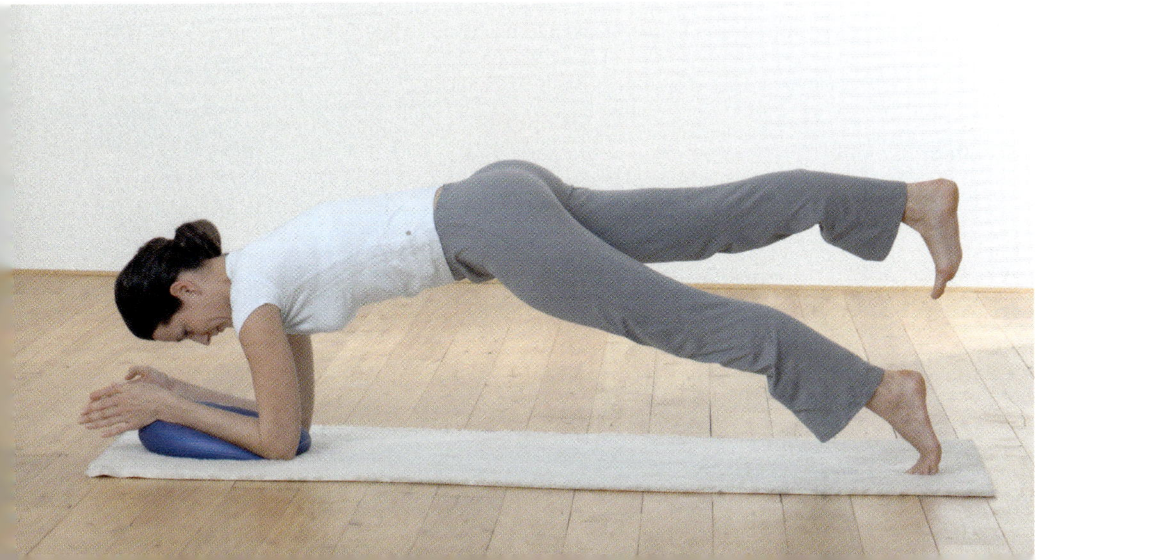

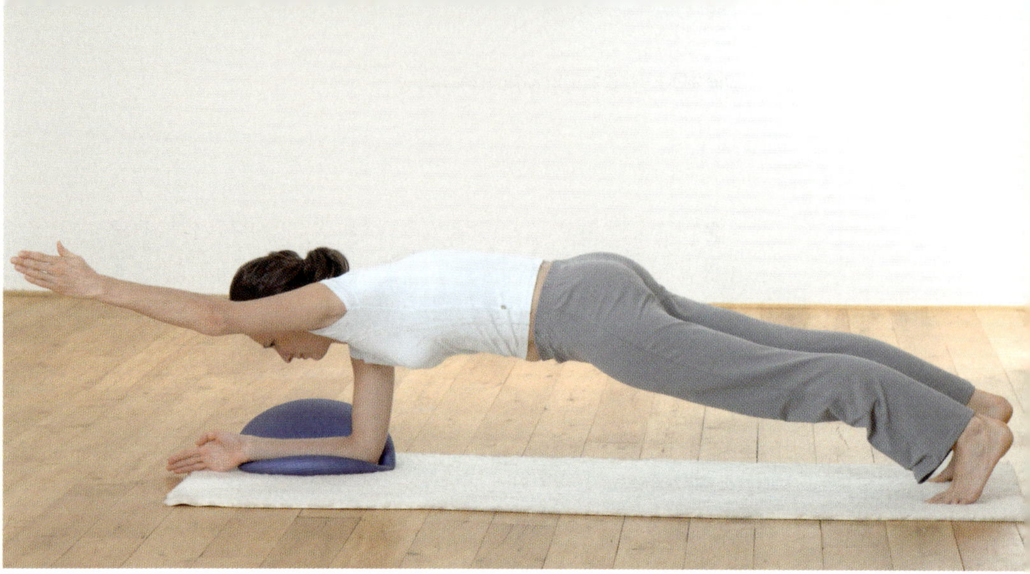

Variation 2

▶ Führen Sie »Solar« für Geübte (Seite 50 f.) bis zur Endposition aus.

▶ Strecken Sie nun einen Arm nach vorne. Nun haben nur noch die Fußspitzen, 1 Unterarm und 1 Handkante Bodenkontakt (Bild oben).

Die Übung »Solar« für Geübte, Endposition Variation 2

Verstärkte Wirkungen von »Solar« Variation 2

Körper/Muskulatur	Organ	Wirkung
Ganzkörperspannung		++++
Koordination		+++
Schräge Bauchmuskulatur	Dünndarm	++
Obere Rückenmuskulatur	Pankreas/Milz	++++
Untere Rückenmuskulatur	Dickdarm	+++
Seitliche Rumpfmuskulatur	Dickdarm	+
Vordere Halsmuskulatur	Magen	+
Schultermuskulatur	Lunge/Gallenblase	+++
Vordere Oberschenkelmuskulatur	Dünndarm	+++
Hintere Oberschenkelmuskulatur	Niere	+
Äußere Oberschenkelmuskulatur	Dickdarm	+
Innere Oberschenkelmuskulatur	Blase	+

Auch mit der Variation 2 erzielen Sie einen Zusatzeffekt auf der Funktions- und Reflexebene.

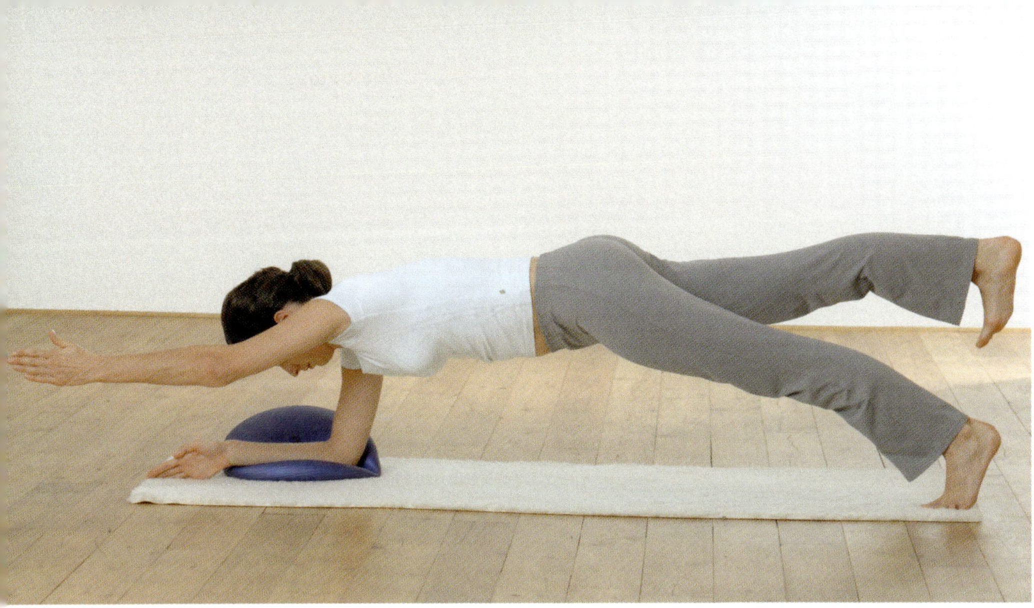

Die Übung »Solar« für Geübte, Endposition Variation 3

Variation 3

▶ Führen Sie »Solar« Variation 1 (Seite 52) aus.

▶ Strecken Sie noch zusätzlich einen Arm nach vorne, so dass nur noch 1 Unterarm mit Handkante und 1 Fußspitze der Gegenseite Bodenkontakt haben.

▶ Beenden Sie die Übung und entspannen Sie sich.

Wechseln Sie die drei Variationen immer wieder durch, das erhöht den Trainingseffekt für Ihre Muskelkraft und Koordinationsfähigkeit.

Verstärkte Wirkungen von »Solar« Variation 3 gegenüber Variation 2

Körper/Muskulatur	Organ	Wirkung
Ganzkörperspannung		++++++
Koordination		+++++
Gerade Bauchmuskulatur	Dünndarm	++++
Schräge Bauchmuskulatur	Dünndarm	++++
Beckenbodenmuskulatur	Niere	++
Untere Rückenmuskulatur	Dickdarm	++++
Seitliche Rumpfmuskulatur	Dickdarm	+++
Schultermuskulatur	Lunge/Gallenblase	++++
Innere Oberschenkelmuskulatur	Blase	++

Übung 2 **»Gold«** – besonders **wertvoll**

Mit »Solar« schaffen Sie die Voraussetzung, mit einem starken Rücken in den Tag zu starten. Richtig stabil und kaum mehr aus der Balance zu bringen sind Sie aber erst, wenn Sie auch Ihre Flanken stärken. Denn gerade die kleinen, plötzlichen Ausweichbewegungen zur Seite sind häufig der Auslöser für Rückenprobleme. Machen Sie diese Übung ab heute täglich, dann garantieren wir Ihnen Folgendes:

▶ Sie kippen nicht mehr so leicht zur Seite weg, denn das kann plötzlich einschießende Rückenschmerzen (Blockierungen) verursachen.

▶ Bei den klassischen Bewegungen des Alltags (z.B. beim Heben eines Wasserkastens aus dem Kofferraum) werden Sie sicherer. Denn beim Vornüberbeugen und gleichzeitigen Zur-Seite-Neigen ereignen sich häufig Funktionsstörungen (»es fährt einem ins Kreuz«).

▶ Sie beginnen den neuen Tag mit einer dynamischen Stimulierung Ihrer Verdauung – die Übung spricht ganz besonders den Dickdarm an.

»Gold« ist so ausgelegt, dass Sie zusätzlich auch die seitlichen Oberschenkelmuskeln stärken. Diese sind sehr wichtig für die Stabilisierung des Kreuzbein-Darmbein-Gelenks.

Was ist das Besondere an dieser Übung?

▶ Die Wirbelsäule ist ein dynamisches Achsenskelett, das sich in drei Hauptrichtungen bewegen lässt: vor und zurück, nach links und rechts zur Seite und Rotation nach links und rechts. Wir können uns nur sicher bewegen, wenn alle Muskeln gleich stark sind. Jedoch gibt es häufig deutliche Unterschiede zwischen links und rechts. Sie merken dies, wenn die Übung zu einer Seite leichter fällt als zur anderen.

▶ Ein wichtiger Begleiteffekt dieser Übung ist das Training der seitlichen Halsmuskulatur, denn diese ist bei den meisten Menschen untertrainiert oder geschwächt.

Den Körper in Balance halten

Die vordere und hintere Rumpfmuskulatur sind dafür zuständig, dass Sie nicht nach vorne, hinten oder zur Seite abkippen. Das Besondere an »Gold« ist, dass die vordere und hintere Muskulatur gleichzeitig beübt wird. Denn wenn ein Teil dieser Muskelgruppen zu viel oder ein anderer zu wenig arbeitet, dann ist der Körper nicht mehr in Balance, sondern wird »schräg«. Um den Körper aber ständig im Gleichgewicht zu halten, müssen dauernd Informationen aus Gelenken und Muskeln an das Zentralhirn geliefert werden, das wiederum innerhalb von Zehntelsekunden reagieren muss und dem Muskel sagt, was er zu tun hat. Aber genau diese Vorgänge im Körper müssen täglich trainiert werden, damit sie bis ins hohe Alter funktionieren.

Sehr wichtig, um nie aus der Balance zu kommen, ist der koordinative Effekt – die dritte Dimension dieser Übung.

▶ Mit »Gold« bauen Sie auch die Oberschenkelaußenseite auf und stabilisieren dadurch den unteren Rückenbereich.

▶ Gleichzeit stimulieren und regulieren Sie Ihre Verdauungsorgane, vor allem den Dickdarm. Dies ist besonders wichtig für Menschen, die unter Verstopfung und Durchfall leiden.

So führen Sie die Grundübung »Gold« aus

▶ Legen Sie sich auf die rechte Seite.

▶ Achten Sie darauf, dass Hüfte, Knie und Schulter eine Linie bilden.

▶ Beugen Sie die Kniegelenke im 90-Grad-Winkel nach hinten.

▶ Der Kopf liegt in Verlängerung der Wirbelsäule auf dem rechten Oberarm.

▶ Nun richten Sie den Oberkörper auf und stützen sich auf dem rechten Unterarm ab. Den rechten Ellbogen bringen Sie dabei senkrecht unter die rechte Schulter, Ihr rechter Unterarm zeigt nach vorne.

▶ Aufbau des »Center of Balance«: Ziehen Sie den Bauchnabel Richtung Nase, um die Mittelstellung des Beckens einzustellen.

▶ Jetzt heben Sie Ihr Becken an und strecken dabei Ihren linken Arm über den Kopf in Verlängerung der Wirbelsäule (Bild rechts).

Endpositions-Check

▶ Lediglich Knieaußen- und Unterschenkelaußenseite mit der Fußaußenkante, Unterarme und die Handaußenkante haben jetzt noch Bodenkontakt.

▶ Der Rücken ist gerade (eher leichter Rundrücken als Hohlkreuz).

▶ Die Hüften sind gestreckt.

▶ Atmen Sie langsam durch die Nase ein und durch den Mund aus. Zählen Sie die Atemzüge.

▶ Halten Sie diese Position mindestens 3 Atemzüge lang und steigern sich jede Woche um die Länge 1 Atemzugs.

Sie sollten diese Übung mindestens 1-mal pro Tag trainieren.

Ende der Übung

▶ Senken Sie das Becken wieder ab.

▶ Gerader Rücken und Kopf als Einheit gehen wieder zurück auf den Boden.

▶ Spannung langsam auflösen – entspannen.

▶ Wiederholen Sie diese Übung nun auch auf der linken Seite.

Die Übung »Gold« – Sie müssen lächeln und sich strecken.

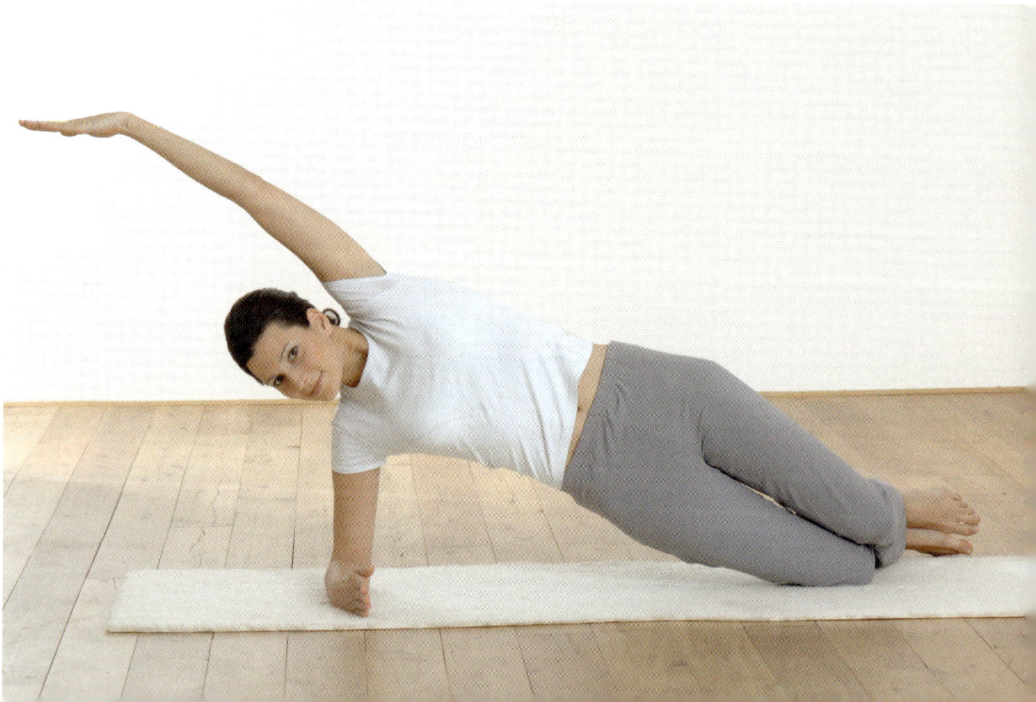

Positive Wirkungen der Übung »Gold«

Körper/Muskulatur	Organ	Wirkung
Ganzkörperspannung		++
Koordination		+
Gerade Bauchmuskulatur	Dünndarm	+
Schräge Bauchmuskulatur	Dünndarm	++
Beckenbodenmuskulatur	Niere	+
Obere Rückenmuskulatur	Pankreas/Milz	++
Untere Rückenmuskulatur	Dickdarm	+
Seitliche Rumpfmuskulatur	Dickdarm	++
Vordere Halsmuskulatur	Magen	+
Seitliche Halsmuskulatur	Magen	++
Nackenmuskulatur	Magen	+
Schultermuskulatur	Lunge/Gallenblase	+++
Vordere Oberschenkelmuskulatur	Dünndarm	+
Hintere Oberschenkelmuskulatur	Niere	++
Äußere Oberschenkelmuskulatur	Dickdarm	+++

Die Tipps und Hilfen, damit Sie die Übung garantiert perfekt ausführen, sind die gleichen wie bei der Übung »Solar« *(siehe Seite 49).*

»Gold« für Geübte

Wenn Sie die Grundübung wirklich gut beherrschen, können Sie dazu übergehen, die Fortgeschrittenenversion zu üben. Dann wird es Ihnen auch nicht zu langweilig.

So führen Sie »Gold« für Geübte aus

Der Start ist der Gleiche wie für die Grundübung.

- Legen Sie sich auf die rechte Seite.
- Der rechte Unterarm liegt bis zum Ellbogen auf einer labilen Unterlage.

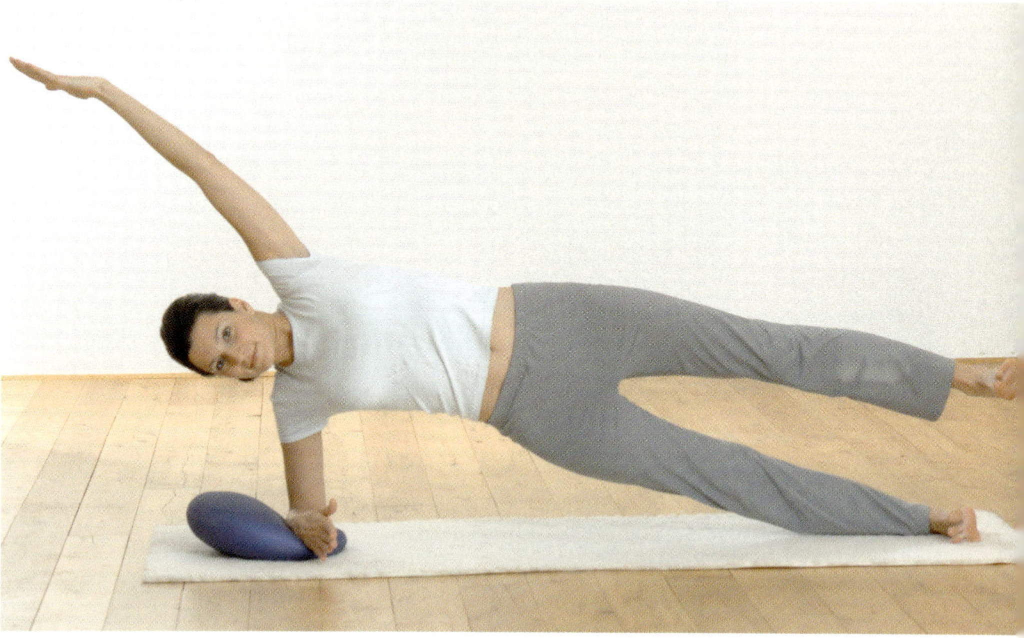

Die Übung »Gold« für Geübte

▶ Achten Sie darauf, dass nun Füße, Hüfte, Knie und Schulter eine Linie bilden.

▶ Der Kopf befindet sich in Verlängerung der Wirbelsäule auf dem rechten Oberarm.

▶ Nun richten Sie den Oberkörper auf, indem Sie sich auf dem rechten Unterarm abstützen. Den rechten Ellbogen bringen Sie dabei senkrecht unter die rechte Schulter und Ihr rechter Unterarm zeigt nach vorne.

▶ Aufbau des »Center of Balance«: Ziehen Sie den Bauchnabel Richtung Nase, um die Mittelstellung des Beckens einzustellen.

▶ Jetzt heben Sie Ihr Becken Richtung Decke an.

▶ Strecken Sie Ihren linken Arm über den Kopf in Verlängerung der Wirbelsäule (Bild oben).

Die Übersicht zeigt Ihnen, welche Wirkungen der Übung für Geübte stärker sind als bei der Grundübung.

Verstärkte Wirkungen von »Gold« für Geübte

Körper/Muskulatur	Organ	Wirkung
Ganzkörperspannung		++++
Koordination		++++
Gerade Bauchmuskulatur	Dünndarm	+++
Schräge Bauchmuskulatur	Dünndarm	++++
Beckenbodenmuskulatur	Niere	++
Obere Rückenmuskulatur	Pankreas/Milz	++++
Untere Rückenmuskulatur	Dickdarm	++++
Seitliche Rumpfmuskulatur	Dickdarm	++++
Hintere Oberschenkelmuskulatur	Niere	+++
Äußere Oberschenkelmuskulatur	Dickdarm	++++
Innere Oberschenkelmuskulatur	Blase	+

Endpositions-Check

▶ Bodenkontakt haben nur noch die rechte Fußaußenkante, der rechte Unterarm und die rechte Handaußenkante.

▶ Der Rücken ist gerade (eher leichter Rundrücken als Hohlkreuz).

▶ Atmen Sie langsam durch die Nase ein und durch den Mund aus. Zählen Sie die Atemzüge.

▶ Halten Sie diese Position mindestens 3 Atemzüge lang und steigern Sie sich jede Woche um die Länge 1 Atemzugs.

Sie sollten auch diese Übung mindestens 1-mal pro Tag trainieren.

Ende der Übung

▶ Becken wieder absenken.

▶ Gerader Rücken und Kopf als Einheit gehen wieder zurück auf den Boden.

▶ Spannung langsam auflösen – entspannen.

▶ Wiederholen Sie die Übung nun auch auf der linken Seite.

Übung 3 »Kineto« – und Sie schmunzeln

Wir kennen keine Übung, die so viel Spaß macht und die praktisch alle Menschen zum Schmunzeln bringt. Innerhalb von wenigen Sekunden erkennt jeder seine Defizite und kann es selbst nicht fassen, dass er eine so »einfache« Übung nicht perfekt zu Stande bringt.

Bei »Kineto« zeigt sich, wer ein Meister in der koordinativen Muskelarbeit ist. Denn hierbei müssen Sie binnen einer Zehntelsekunde umschalten zwischen der Aktivierung der Rücken- und der Bauchmuskulatur, zusätzlich eine Verschaltung zum Gleichgewichtsorgan sowie zum Stammhirn ausführen und sofort reagieren. Wenn Ihnen das nicht gelingt, finden Sie sich prompt auf dem Rücken oder dem Bauch liegend wieder.

Um die Übung »Kineto« gut zu berrschen, dauert es eine Zeit. Sie werden zu Beginn sicherlich oft das Gleichgewicht verlieren, aber geben Sie nicht auf, Sie wissen ja: Nur Übung macht den Meister!

Zusätzlich sind an diesem »Kraftakt« die Beckenboden- sowie die seitliche Ober- und Unterschenkelmuskulatur beteiligt. Außerdem aktivieren und trainieren Sie das Zwerchfell. Ein wunderbarer Begleiteffekt ist, dass sich Verspannungen im Brustbereich lösen, was sich positiv auf die Herztätigkeit auswirkt.

Machen Sie diese Übung ab heute täglich, dann garantieren wir Ihnen Folgendes:

- Jeder Tag beginnt mit einem Lächeln oder Schmunzeln und einer Herausforderung.
- Sie werden weniger Rückenschmerzen haben oder erst gar keine bekommen.
- Sie stimulieren viele innere Organe, allen voran den Dickdarm; darüber hinaus auch Dünndarm, Magen, Zwerchfell und indirekt auch das Herz.

Was ist das Besondere an dieser Übung?

▶ Unsere üblichen Bewegungen des Alltags trainieren nicht mehr die Stabilität der Wirbelsäule, die wir so notwendig bräuchten. Hinzu kommt, dass die meisten Stabilisierungsübungen für die Wirbelsäule, die Sie vielleicht kennen, nur einen Teilbereich trainieren, jedoch fast nie die gesame Wirbelsäule. Mit »Kineto« haben Sie eine ideale Lösung für dieses Problem. Die Übung schafft eine Verbindung zwischen Ober- und Unterkörper, aber auch zwischen Bauch und Rücken.

Achten Sie bei der Ausführung der Übung immer darauf, dass Ihr Becken auch wirklich senkrecht steht und nicht nur nach vorne oder hinten kippt.

▶ Rückenschmerzen sind häufig Folgen einer Instabilität. Wenn Sie Ihren Oberkörper bewegen wollen oder ihn in einer bestimmten Position halten müssen, dann können Sie ihn fast nur über den unteren Körperanteil stabilisieren. Dieser wird aber rasch überlastet – aufgrund von Trainingsmangel. Mit dieser Übung stärken Sie nun sämtliche muskulären Strukturen, die Sie dazu benötigen.

▶ Der koordinative Effekt (die dritte Dimension der Übung): Das Zusammenspiel von Ober- und Unterkörper sowie der Bauch- und Rückenmuskulatur wird verbessert.

▶ Man kann sich nur sicher im Stand vornüberbeugen und seitwärts neigen, wenn der untere Rumpf und die unteren Extremitäten (beide Beine) einem die nötige aktive Stabilität geben. Führt man diese Bewegung aber nicht im Stand aus – und das machen Sie in den seltensten Fällen –, tritt neben der Stabilisierungsaufgabe die koordinative in den Vordergrund. Blitzschnell muss sich das Bewegungssystem im dreidimensionalen, instabilen Raum zurechtfinden. Das will trainiert sein – und genau das schaffen Sie mit dieser Übung.

So führen Sie die Grundübung »Kineto« aus

▶ Sie legen sich auf die rechte Seite.

▶ Bringen Sie die Oberarme neben Ihre Ohren und strecken Sie die Arme aus.

▶ Fuß, Knie, Hüfte und Schulter bilden eine Linie.

▶ Der Kopf befindet sich in Verlängerung der Wirbelsäule.

▶ Aufbau des »Center of Balance«: Ziehen Sie den Bauchnabel Richtung Nase, um die Mittelstellung des Beckens einzustellen.

▶ Rechte Beckenseite und beide Beine drücken gegen die Unterlage (das dient bei der Basisübung der Verankerung und Stabilisierung der unteren Körperpartie, außerdem bauen Sie dadurch eine muskuläre Grundspannung auf).

▶ Im nächsten Schritt heben Sie den Oberkörper mit beiden Armen etwa 10 Zentimeter von der Unterlage ab (Bild unten).

Auch Die Übung »Kineto« sollten Sie mindestens 1-mal pro Tag trainieren.

Endpositions-Check

▶ Bodenkontakt haben nur noch Ihr seitlicher Oberkörper mit Ihrem rechten Beckenseite, außerdem noch die rechte Beinaußenseite sowie die rechte Fußaußenseite.

Die Übung »Kineto«

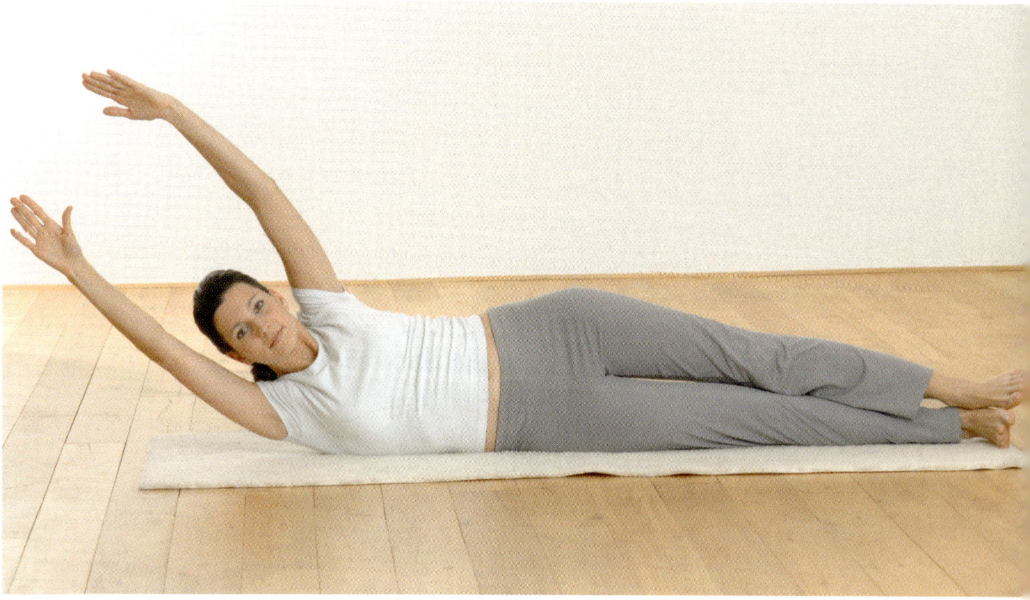

Positive Wirkungen der Übung »Kineto«

Körper/Muskulatur	Organ	Wirkung
Ganzkörperspannung		++++
Koordination		+
Gerade Bauchmuskulatur	Dünndarm	+
Schräge Bauchmuskulatur	Dünndarm	++
Beckenbodenmuskulatur	Niere	+
Obere Rückenmuskulatur	Pankreas/Milz	++
Untere Rückenmuskulatur	Dickdarm	++
Seitliche Rumpfmuskulatur	Dickdarm	+++
Vordere Halsmuskulatur	Magen	+
Seitliche Halsmuskulatur	Magen	++
Nackenmuskulatur	Magen	+
Schultermuskulatur	Lunge/Gallenblase	+
Vordere Oberschenkelmuskulatur	Dünndarm	+
Hintere Oberschenkelmuskulatur	Niere	+
Äußere Oberschenkelmuskulatur	Dickdarm	++
Innere Oberschenkelmuskulatur	Blase	++

Die Tipps und Hilfen, damit Sie die Übung garantiert perfekt ausführen, sind die gleichen wie bei der Übung »Solar« (siehe Seite 49).

▶ Der Rücken ist gerade (eher leichter Rundrücken als Hohlkreuz).

▶ Atmen Sie langsam durch die Nase ein und durch den Mund aus. Zählen Sie die Atemzüge.

▶ Halten Sie diese Position mindestens 3 Atemzüge lang und steigern Sie sich jede Woche um die Länge 1 Atemzugs.

Ende der Übung

▶ Legen Sie die Arme wieder ab.

▶ Spannung langsam auflösen – entspannen.

▶ Wiederholen Sie die Übung nun mit der linken Seite.

»Kineto« für Geübte

Wenn Sie die Grundübung »Kineto« gut beherrschen, können Sie sich an die Fortgeschrittenenvariante wagen.

Atmen Sie wie gewohnt langsam durch die Nase ein und durch den Mund aus. Zählen Sie die Atemzüge.

So führen Sie »Kineto« für Geübte aus

▶ Sie legen sich auf die rechte Seite.
▶ Bringen Sie die Oberarme neben Ihre Ohren und machen Sie die Arme lang.
▶ Fuß, Knie, Hüfte und Schulter bilden eine Linie.
▶ Halten Sie den Kopf in Verlängerung der Wirbelsäule.
▶ Aufbau des »Center of Balance«: Ziehen Sie den Bauchnabel Richtung Nase, um die Mittelstellung des Beckens einzustellen.
▶ Rechte Beckenseite und rechter Arm drücken gegen die Unterlage (das dient zur Verankerung und Stabilisierung der oberen Körperpartie, außerdem bauen Sie so eine muskuläre Grundspannung auf).
▶ Heben Sie beide Beine 10 Zentimeter vom Boden. Halten Sie die Position mindestens 3 Atemzüge lang und steigern Sie sich jede Woche um die Länge 1 Atemzugs.

»Kineto« für Geübte – finden Sie die Mitte und halten Sie die Balance!

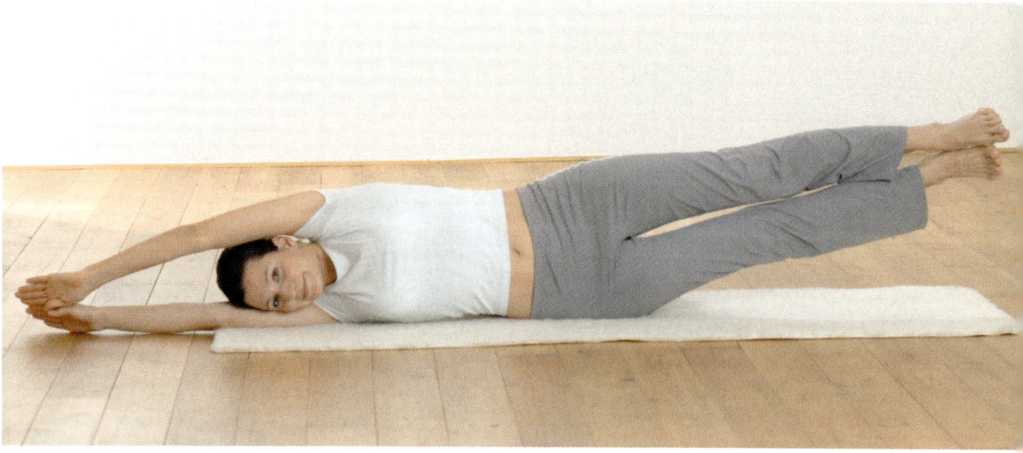

Endpositions-Check

- Bodenkontakt haben nur noch seitlicher Oberkörper, rechte Beckenseite, rechte Armaußenseite und rechte Handkante.

»Kineto« für Geübte zeigt die gleichen Wirkungen wie die Grundübung.

Ende der Übung

- Legen Sie die Beine wieder ab.
- Spannung langsam auflösen – entspannen.
- Wiederholen Sie die Übung nun mit der linken Seite.

»Kineto« für Könner

Sie haben fleißig trainiert, haben Kraft aufgebaut und entwickeln sich bezüglich Ihrer koordinativen Fähigkeiten zum Meister. Dann wird es Zeit, dass Sie sich an das Meisterstück heranwagen. Das Ziel ist es, mit dieser Übung so wenig Körperkontakt wie möglich zur Unterlage zu haben. Achten Sie darauf, dass alles in einer geraden Linie bleibt.

So führen Sie »Kineto« für Könner aus

- Legen Sie sich auf die rechte Seite.
- Bringen Sie die Oberarme neben Ihre Ohren. Strecken Sie die Arme.

Verstärkte Wirkungen der Übung »Kineto« für Könner

Körper/Muskulatur	Organ	Wirkung
Koordination		+++++
Gerade Bauchmuskulatur	Dünndarm	++
Schräge Bauchmuskulatur	Dünndarm	+++
Beckenbodenmuskulatur	Niere	++
Seitliche Rumpfmuskulatur	Dickdarm	++++
Brustmuskulatur	Magen	+
Schultermuskulatur	Lunge/Gallenblase	++

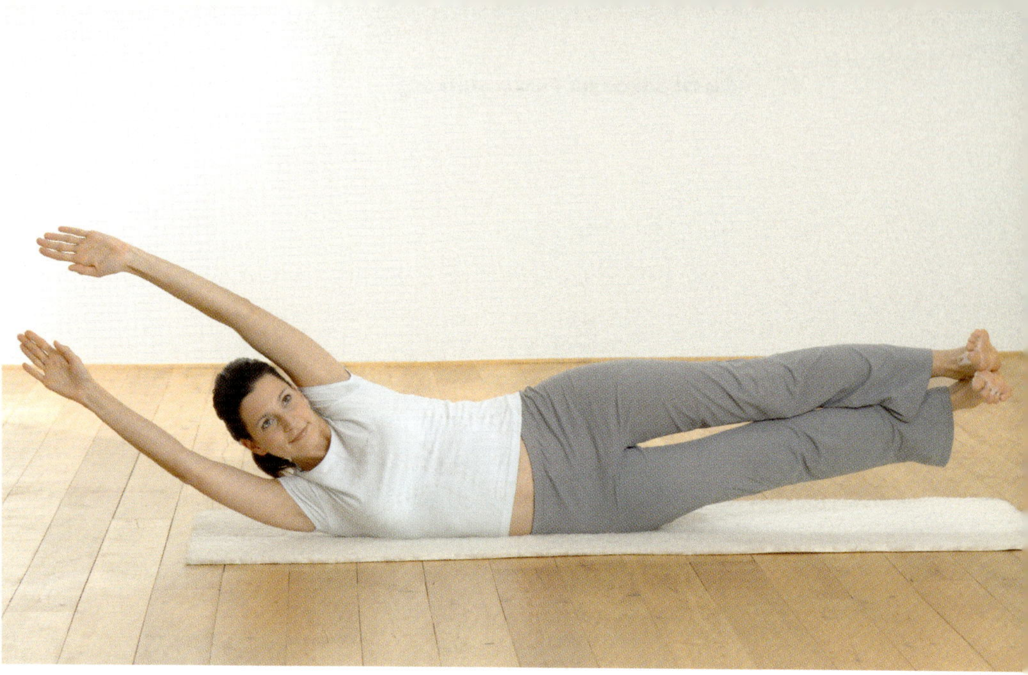

»Kineto« für Könner

- Fuß, Knie, Hüfte und Schulter bilden eine Linie.
- Halten Sie den Kopf in Verlängerung der Wirbelsäule.
- Aufbau des »Center of Balance«: Ziehen Sie den Bauchnabel Richtung Nase, um die Mittelstellung des Beckens einzustellen.
- Heben Sie nun beide Arme 10 Zentimeter Richtung Decke und dann zusätzlich auch noch beide Beine genauso hoch (Bild oben).

Endpositions-Check

- Bodenkontakt haben diesmal nur noch der seitliche Oberkörper mit der rechten Beckenseite.
- Atmen Sie wie gewohnt und zählen Sie die Atemzüge.
- Halten Sie diese Position mindestens 3 Atemzüge lang und steigern Sie sich jede Woche um die Länge 1 Atemzugs.

Sowohl die Übungsvariante für Geübte als auch die für Könner bringen Ihrem Rücken nur dann etwas, wenn Sie sie mindestens 1-mal täglich trainieren.

Ende der Übung

- Legen Sie zuerst die Beine, dann die Arme wieder ab.
- Spannung langsam auflösen – entspannen.
- Wiederholen Sie nun die Übung mit der linken Seite.

Übung 4
»Forever young«

Diese Übung hat sich ihren Namen redlich erworben. Der Grund liegt darin, dass sie eine der ganz wenigen Übungen ist, die zur gleichen Zeit Strukturprobleme, Funktionsstörungen und reflektorische Fehlsteuerungen in einem angeht. Sie werden es schnell spüren: Sie hält nicht nur jung – sie macht jung.

Führen Sie diese Übung ab heute täglich aus, dann garantieren wir Ihnen Folgendes:

Immer mehr Menschen leiden bereits in jungen Jahren unter hartnäckigen Rückenschmerzen. Je früher man also mit einem gezielten Training anfängt, desto besser.

▶ Sofort nach der Übung fühlen Sie sich aufrechter und gerader. Und ganz großartig: Sie bleiben auch langfristig aufrechter.

▶ Sie entwickeln dadurch eine bessere Haltung mit allen Vorteilen, wie zum Beispiel eine tiefere Atmung und weniger Rückenschmerzen.

▶ Haltungsverlust wird für Sie im Alter kein Thema sein.

▶ Bei den meisten wird sich die Morgensteifigkeit nach dieser Übung auflösen (aber nur, wenn Sie diese Übung regelmäßig trainieren!).

▶ Die zusammengekauerte Haltung (besonders bei Schreibtischarbeitern) verliert sich. Sie dehnen die verkürzte Brustmuskulatur und stärken Ihren Rücken.

▶ Die Übung ist ein optimales Training für die Bauchmuskulatur und gleichzeitig stimuliert sie Ihre Dünndarm- und Magenfunktionen.

▶ Eine wichtige Folge davon ist eine Steigerung Ihres Energieniveaus.

Was ist das Besondere an dieser Übung?

▶ Viele junge Menschen entwickeln einen Rundrücken durch schwache obere Rücken- und verkürzte Brustmuskeln, die sich bei sitzender Tätigkeit ohne Ausgleichssport entwickeln. Die Übung hilft dagegen.

▶ Sitzende Tätigkeit und Störung der Dünndarmfunktion führt zu einer Schwächung der Bauchmuskeln. Auch hier schafft »Forever young« Abhilfe.

▶ Sie stärkt die Muskeln, die die Schulterblätter zusammenführen und halten, sowie verkürzte und schwache Nackenmuskeln, die sich ebenfalls durch sitzende Tätigkeit entwickeln. Stundenlang in den Monitor zu schauen führt fast immer dazu, dass Sie das Kinn etwas nach vorne und nach oben führen. Die Folge ist eine Schwächung der wichtigen Nackenmuskelstrukturen.

▶ Die Übung trainiert die Fähigkeit, Rücken- und Bauchmuskeln gleichzeitig anzuspannen und »millimetergenau« eine gewünschte Position zu halten (was Sie zum Beispiel beim vornübergebeugten Zähneputzen machen – und was bei vielen Rückenschmerzen auslöst).

Diese Übung stärkt eine Vielzahl von Muskeln und Organen, die vor allem bei Menschen mit sitzender Tätigkeit geschwächt sind.

Positive Wirkungen der Übung »Forever young«

Körper/Muskulatur	Organ	Wirkung
Ganzkörperspannung		+++
Koordination		++
Gerade Bauchmuskulatur	Dünndarm	+++
Schräge Bauchmuskulatur	Dünndarm	++
Beckenbodenmuskulatur	Niere	++
Obere Rückenmuskulatur	Pankreas/Milz	+++
Untere Rückenmuskulatur	Dickdarm	++
Seitliche Rumpfmuskulatur	Dickdarm	+
Vordere Halsmuskulatur	Magen	++
Seitliche Halsmuskulatur	Magen	+
Nackenmuskulatur	Magen	+
Schultermuskulatur	Lunge/Gallenblase	++
Vordere Oberschenkelmuskulatur	Dünndarm	++

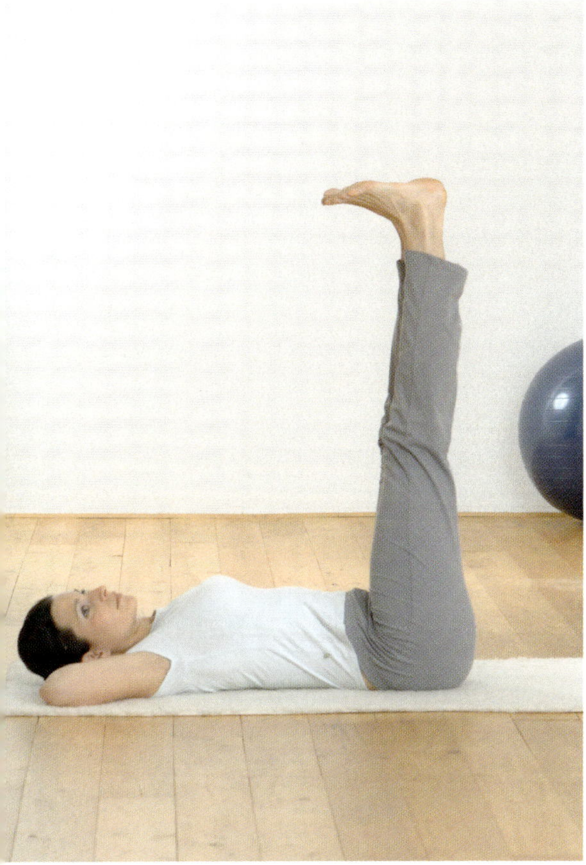

»Forever young«: Halten Sie das Gleichgewicht und die Stellung; atmen Sie ruhig und gleichmäßig in den Bauch.

So führen Sie die Grundübung »Forever young« aus

- Legen Sie sich auf den Rücken.
- Bringen Sie beide Hände unter den Hinterkopf.
- Drücken Sie mit beiden Ellbogen, beiden Händen und dem Hinterkopf gegen die Unterlage.
- Aufbau des »Center of Balance«: Ziehen Sie den Bauchnabel Richtung Nase, um die Mittelstellung des Beckens einzustellen.
- Stellen Sie nun beide Beine auf und beugen Sie dabei die Hüften – wenn möglich – bis zu einem 90-Grad-Winkel (rechter Winkel).
- Strecken Sie jetzt beide Knie durch.
- Führen Sie anschließend beide Fußspitzen Richtung Nase und halten Sie diese Position (Bild links).

Endpositions-Check

- Die Arme und der gesamte Rücken haben Bodenkontakt.
- In der idealen Endposition bilden Oberkörper und Beine einen rechten Winkel.
- Atmen Sie langsam durch die Nase ein und durch den Mund aus. Zählen Sie die Atemzüge.
- Halten Sie diese Position mindestens 3 Atemzüge lang und steigern Sie sich jede Woche um die Länge 1 Atemzugs.
- Auch diese Übung sollten Sie mindestens 1-mal pro Tag trainieren.

Ende der Übung

▶ Beide Beine nacheinander wieder abstellen.

▶ Spannung langsam auflösen – entspannen.

»Forever young« für Geübte

Damit es Ihnen beim Rückentraining nicht langweilig wird, finden Sie auch hier eine Variante von »Forever young« für Fortgeschrittene, die Sie üben, wenn Sie die Grundübung beherrschen.

So führen Sie »Forever young« für Geübte aus

▶ Legen Sie sich mit dem Rücken auf das Sitzkissen (labile Unterlage, zum Beispiel ein »Dynair-Kissen«).

▶ Bringen Sie beide Hände unter den Hinterkopf.

▶ Drücken Sie nun beide Ellbogen, beide Hände und den Hinterkopf in den Boden. Sie öffnen dabei Ihren Brustkorb.

▶ Aufbau des »Center of Balance«: Ziehen Sie den Bauchnabel Richtung Nase, um die Mittelstellung des Beckens einzustellen.

▶ Bringen Sie jetzt wieder beide Beine Richtung Decke, strecken Sie Ihre Knie vollkommen durch und ziehen Sie Ihre Fußspitzen Richtung Nase. Optimal ist es, wenn Oberkörper und Beine einen rechten Winkel bilden.

▶ Neigen Sie Ihre gestreckten Beine leicht nach rechts und halten Sie diese Position 3 Atemzüge lang (Bild rechts).

»Forever young« für Geübte

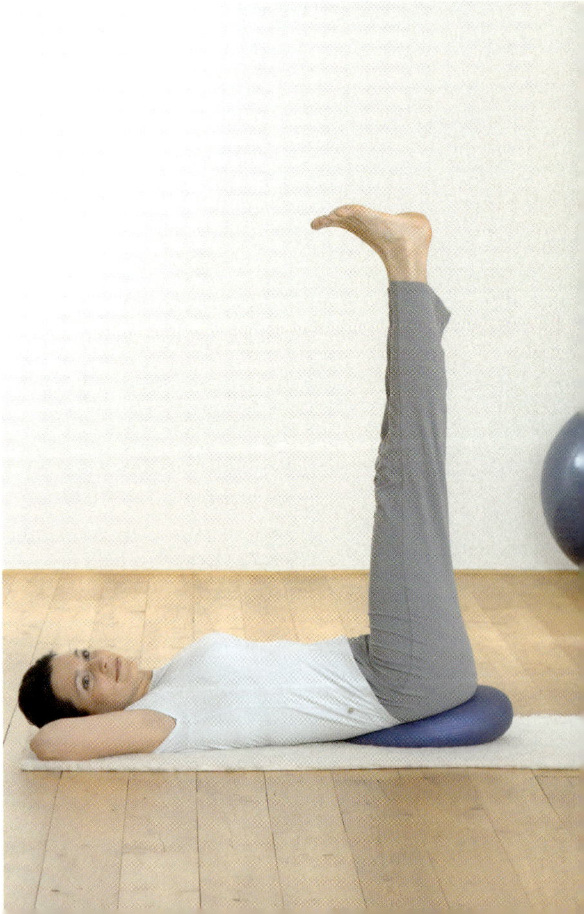

Die Übersicht zeigt Ihnen, welche Wirkungen bei der Fortgeschrittenenvariante gegenüber der Grundübung verstärkt sind.

Verstärkte Wirkungen der Übung »Forever young« für Geübte

Körper/Muskulatur	Organ	Wirkung
Ganzkörperspannung		++++
Koordination		+++
Gerade Bauchmuskulatur	Dünndarm	++++
Schräge Bauchmuskulatur	Dünndarm	+++
Beckenbodenmuskulatur	Niere	+++
Untere Rückenmuskulatur	Dickdarm	+++
Seitliche Rumpfmuskulatur	Dickdarm	++
Nackenmuskulatur	Magen	++
Schultermuskulatur	Lunge/Gallenblase	+++
Äußere Oberschenkelmuskulatur	Dickdarm	+
Innere Oberschenkelmuskulatur	Blase	+

Endpositions-Check

▶ In der Endposition haben nur noch die Arme und der ganze Rücken Bodenkontakt.

▶ Ihre Beine sind ganz gestreckt nach rechts geneigt und in der Hüfte 90 Grad gebeugt.

▶ Atmen Sie langsam durch die Nase ein und durch den Mund aus. Zählen Sie die Atemzüge.

▶ Halten Sie diese Position mindestens 3 Atemzüge lang und steigern Sie sich jede Woche um die Länge 1 Atemzugs.

▶ Sie sollten diese Übung mindestens 1-mal pro Tag trainieren.

Ende der Übung

▶ Beide Beine nacheinander wieder abstellen.

▶ Spannung langsam auflösen – entspannen.

▶ Wiederholen Sie nun die Übung auch zur linken Seite.

Übung 5 **»Lunar«** – den Tag **beenden**

Wenn der Tag sich neigt und die Stille aufsteigt, wird es Zeit, dem Körper ein Zeichen zu setzen, dass nun die Phase der Ruhe und Regeneration in unserer sowieso viel zu hektischen Zeit anbricht. Da viele Menschen gar nicht mehr abschalten können und ihre Sorgen, Gedanken und die Unruhe mit in die Nacht nehmen, bleiben die Folgen nicht aus: nicht einschlafen können, immer wieder erwachen, morgens nicht ausgeschlafen sein.

Mit der Übung »Lunar« wringen Sie die Schwere des Alltags aus Ihrem Rücken heraus.

Sie können es drehen und wenden, wie Sie wollen, um eine gute, erfrischende Nachtruhe zu erlangen, müssen Sie Ihre Wirbelsäule von all der Anspannung des Tages befreien. Stellen Sie sich Ihre Wirbelsäule als ein Handtuch vor, das über den Tag öfter benützt wurde und eine ganze Menge Feuchtigkeit aufsaugen musste. Dabei wird es schwerer und schwerer – weil feuchter und feuchter. Die Nässe bekommen Sie am schnellsten wieder heraus, wenn Sie das Handtuch auswringen. Genau das machen Sie jetzt mit Ihrer Wirbelsäule.

Ab heute sollten Sie jeden Tag mit dieser Übung ausklingen lassen, gleichgültig wie viele Übungen Sie im Vorfeld bereits absolviert haben. Dann garantieren wir Ihnen langfristig Folgendes:

- Die gesamte Grundspannung in Ihrem Rücken, die sich über den Tag verteilt aufbaut, lösen Sie mit dieser Übung auf. Sie werden sich danach entspannt und gelöst fühlen. Der wichtigste Effekt, den Sie dabei erzielen ist, dass die Spannung auf die Bandscheiben und die kleinen Wirbelgelenke von Mal zu Mal mehr abgebaut wird.
- Sie schlafen leichter ein und besser durch, wenn Ihr Körper richtig entspannt ist.

▶ Ihre Sauerstoffaufnahme hängt ganz wesentlich davon ab, wie mobil Ihr Oberkörper und wie beweglich Ihr Zwerchfell ist. Sie verbessern mit dieser Übung die Funktionen dieser beiden Körperteile. Mehr Sauerstoff aufzunehmen muss in jedem Fall Ihr Ziel sein. Denn damit fällt Ihnen das Regenerieren über Nacht leichter.

▶ Zusätzlich regen Sie mit »Lunar« Ihren Dünndarm an, aber auch den Dickdarm und den Magen.

Was ist das Besondere an dieser Übung?

»Lunar« ist eine der wenigen gymnastischen Übungen, die ganz gezielt die kleinen Muskeln an der Wirbelsäule stärken, die für die Drehbewegungen zuständig sind.

Bei dieser Übung geht es um Wendigkeit, Rotation (Drehbewegungen im Körper) bei gleichzeitiger Stabilität. Sie verbessern damit nicht nur die Struktur-, Funktions- und Reflexebene in der Region Oberbauch, sondern gezielt auch die der Beine sowie die des Kopfes und der Arme.

▶ Wir üben leider viel zu selten die Drehbewegungen in unserem Körper. Drehbewegungen sind aber eigentlich ein menschliches Naturprogramm, denn alle unsere inneren Organe sind ständig dabei, sich im Rahmen ihrer Eigenbewegungen (sie finden etwa alle zehn Sekunden statt) zu drehen. Mit dieser Übung unterstützen Sie Ihr inneres Programm, sich zu drehen.

▶ Die Drehbewegungen der Wirbelsäule werden von den kleinen Muskeln ausgeführt, die mit nur ganz wenigen Gymnastikübungen angesprochen werden. »Lunar« trainiert sie perfekt.

▶ Zusätzlich beanspruchen Sie bei der Übung den seitlichen Anteil der Halsmuskulatur, der bei den meisten Menschen untertrainiert und geschwächt ist.

▶ Der koordinative Effekt (die dritte Dimension der Übung): Stellen Sie sich vor, Sie werfen eine Diskusscheibe. Dazu müssen Sie sich erst einmal in die entgegengesetzte Wurfrichtung drehen, um Schwung aufzunehmen. Das erfordert eine genaue koordinative Bewegung, damit Sie auf keinen Fall über-, aber auch nicht zu wenig drehen. Genau diesen Grenzpunkt können Sie ausloten, wenn Sie in der Ausgangsstel-

lung der Übung »Lunar« am höchsten Punkt Ihrer nach oben leicht gebogenen Wirbelsäule diese einige wenige Zehntelzentimeter nach links oder rechts bewegen. Dann trainieren Sie die Rückenmuskeln, die die Rotation bewirken. Sie sind für die Stabilisierung der Wirbelsäule von großer Wichtigkeit und bei den meisten Menschen schwach und untrainiert. Zudem müssen Sie während der Übung ständig Ihre Muskelarbeit zwischen den Wirbelsäulenbeugern, -streckern und -rotatoren koordinieren, sonst schaffen Sie es nie, die Wirbelsäule millimetergenau zu bewegen und zu halten.

▶ In zweiter Linie bauen Sie mit dieser Übung die Nackenmuskulatur, die obere Rückenmuskulatur, Schulter- und Brustmuskulatur sowie die tiefen Oberschenkelmuskeln auf.

Beenden Sie jeden Tag mit dieser Übung. Sie werden danach wunderbar entspannt schlafen können.

Positive Wirkungen der Übung »Lunar«

Körper/Muskulatur	Organ	Wirkung
Ganzkörperspannung		+++
Gerade Bauchmuskulatur	Dünndarm	+
Schräge Bauchmuskulatur	Dünndarm	++++
Beckenbodenmuskulatur	Niere	++
Obere Rückenmuskulatur	Pankreas/Milz	+++
Untere Rückenmuskulatur	Dickdarm	++
Seitliche Rumpfmuskulatur	Dickdarm	++
Vordere Halsmuskulatur	Magen	++
Seitliche Halsmuskulatur	Magen	+
Nackenmuskulatur	Magen	+
Schultermuskulatur	Lunge/Gallenblase	+
Hintere Oberschenkelmuskulatur	Niere	+
Äußere Oberschenkelmuskulatur	Dickdarm	++
Innere Oberschenkelmuskulatur	Blase	++

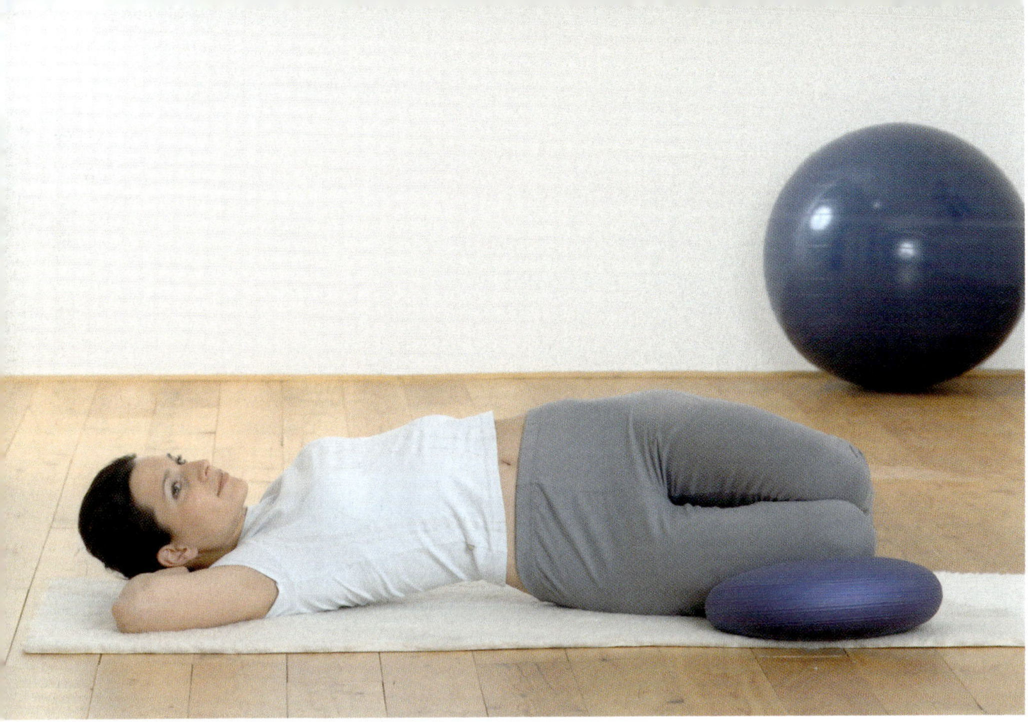

Der erste Teil der Übung »Lunar«

▶ Bislang dachten und arbeiteten die meisten Therapeuten immer nur auf der Struktur- und Funktionsebene. Das Faszinierende und zugleich Motivierende an der Übung »Lunar ist, dass Sie die Organe Lunge, Dünndarm, Magen und Dickdarm zur gleichen Zeit stimulieren und – falls nötig – Ihre Selbstheilungskräfte anregen.

So führen Sie die Übung »Lunar« aus

▶ Legen Sie sich auf den Rücken.

▶ Bringen Sie beide Hände unter den Hinterkopf und stellen Sie die Beine nacheinander auf. Stellen Sie sich vor, Sie liegen am Strand und lächeln der Sonne entgegen.

▶ Aufbau des »Center of Balance«: Ziehen Sie den Bauchnabel Richtung Nase, um die Mittelstellung des Beckens einzustellen.

▶ Legen Sie jetzt beide Knie auf der rechten Seite auf einem Kissen ab und bauen Sie einen Druck mit dem rechten Knie und dem rechten Fuß gegen den Boden auf. Dabei wirken das linke Knie und der linke Fuß als Druckverstärker zur Unterstützung des rechten Beines.

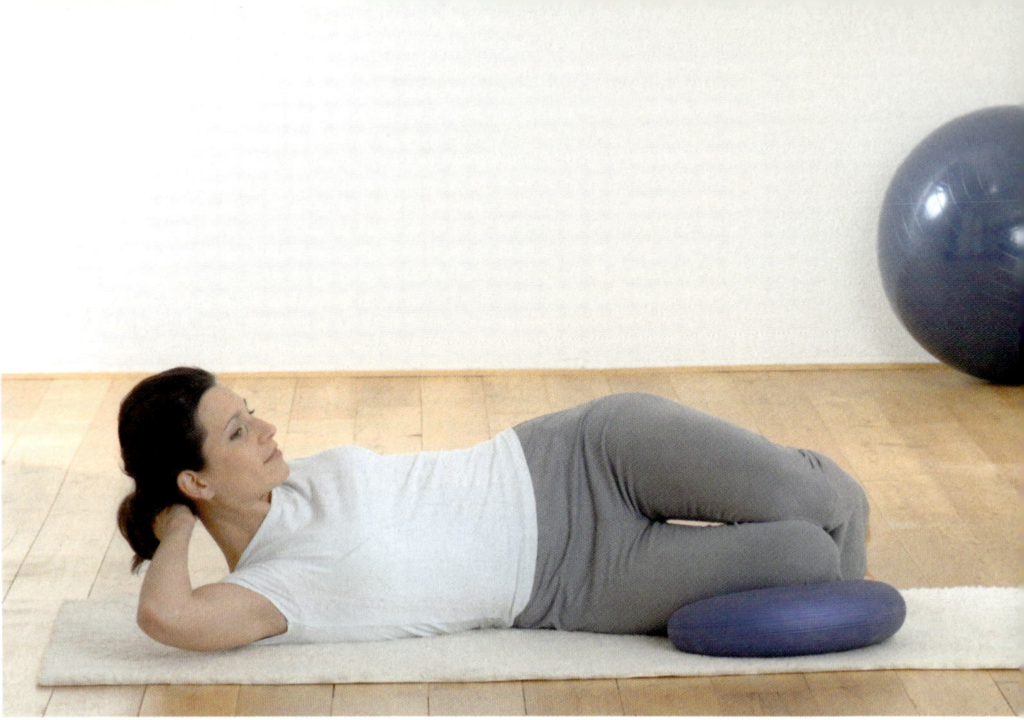

Die Endposition der Übung »Lunar«

▶ Der Kopf, der Rücken und die Arme bilden eine Einheit. Ziehen Sie nun mit beiden Ellenbogen jeweils zur Seite, vom Körper weg. Alle Finger sind dabei ineinander verhakt, damit Sie kräftig nach außen ziehen können. Mit dem Verhaken verhindern Sie auch, dass die Hände sich während der Anspannung voneinander lösen (Bild links).

▶ Drücken Sie nun mit dem Hinterkopf gegen die Hände Richtung Unterlage, gleichzeitig üben die Hände Druck nach oben gegen den Kopf aus.

Endpositions-Check

▶ Arme, Hände und ganzer Rücken haben Bodenkontakt.

▶ Die Beine sind in den Knien ca. 90 Grad angewinkelt.

▶ Die Füße ruhen noch auf dem Boden.

▶ Heben Sie nun den Oberkörper mit den Armen als Einheit ab (Bild oben).

▶ Atmen Sie langsam durch die Nase ein und durch den Mund aus. Zählen Sie dabei die Atemzüge.

▶ Halten Sie diese Endposition mindestens 3 Atemzüge lang und steigern Sie sich jede Woche um die Länge 1 Atemzugs.
▶ Sie sollten auch diese Übung wieder mindestens 1-mal pro Abend trainieren.

Ende der Übung

▶ Bringen Sie langsam Ihren Oberkörper mit Kopf und Armen als Einheit wieder zurück.
▶ Stellen Sie beide Beine nacheinander zur Mitte auf.
▶ Spannung langsam auflösen – entspannen.
▶ Wiederholen Sie nun die Übung auch zur linken Seite.

Die »wackelige« Sitzunterlage erhalten Sie im Sanitätshandel oder in gut sortierten Sportgeschäften. Alternativ können Sie ein normales Kissen verwenden.

Tipps und Hilfen – damit Sie es garantiert perfekt machen

▶ Der Kopf darf sich nicht zu viel bewegen. Denken Sie daran, dass Rücken und Kopf eine Einheit bilden.
▶ Die Ellbogen zeigen nach außen, also nicht die Ellbogen zusammenbringen.
▶ Die Beine haben immer Kontakt zum Boden. Lassen Sie keine Sekunde den Druck mit Knien und Füßen zum Boden nach.
▶ Ziehen Sie die Schultern nicht Richtung Ohren hoch.
▶ Halten Sie die Halswirbelsäule nicht überstreckt, legen Sie also den Kopf nicht zu weit in den Nacken.
▶ Achten Sie auf ausreichende Gesamtkörperspannung.
▶ Machen Sie keine Pressatmung und halten Sie nicht den Atem an, achten Sie stattdessen auf eine ruhige und entspannte Atmung.
▶ Kneifen Sie die Pobacken nicht zusammen. Bauen Sie die Spannung am Rücken auf, nicht am Gesäß.

Steigerung der Übung

Wenn Sie die Übung »Lunar« beherrschen, können Sie das Kissen unter dem Knie weglassen. Das untere Knie muss dann den Boden berühren.

Inhalt

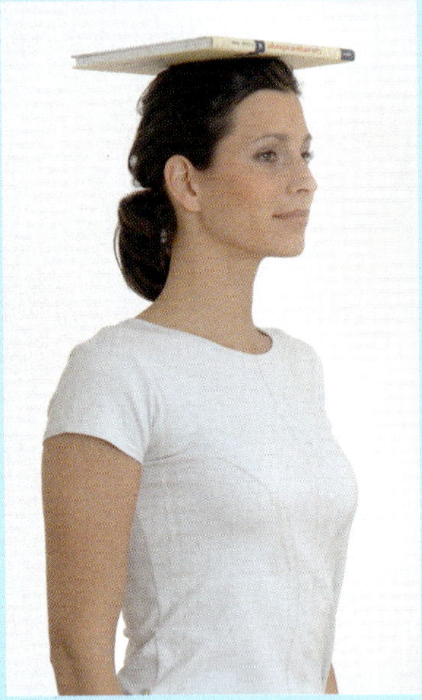

urania

Endlich ein **gesunder Rücken**